儿童创意瑜伽

为4~12岁儿童准备的有趣的教学课程
通过瑜伽、音乐、文字和游戏来激励孩子

〔美〕阿德里安娜·罗林森　编著

王会儒　赵　勇　主译

河南科学技术出版社
·郑州·

Published by agreement with the North Atlantic Books through the Chinese Connection Agency，a division of The Yao Enterprises，LCC.

美国North Atlantic Books 授权河南科学技术出版社

在全球独家发行本书中文简体字版本。

备案号：豫著许可备字–2019–A–0016

图书在版编目（CIP）数据

儿童创意瑜伽 /（美）阿德里安娜·罗林森（Adrienne Rawlinson）编著；王会儒，赵勇主译.—郑州：河南科学技术出版社，2020.1

ISBN 978–7–5349–9719–8

Ⅰ.①儿…　Ⅱ.①阿…②王…③赵…　Ⅲ.①瑜伽–儿童读物　Ⅳ.①R793.51–49

中国版本图书馆CIP数据核字（2019）第218717号

出版发行：河南科学技术出版社
　　　　　地址：郑州市郑东新区祥盛街27号　　邮编：450016
　　　　　电话：（0371）65737028　65788629
　　　　　网址：www.hnstp.cn
策划编辑：李　林
责任编辑：马晓薇
责任校对：崔春娟
封面设计：张　伟
责任印制：朱　飞
印　　刷：河南省环发印务有限公司
经　　销：全国新华书店
开　　本：720 mm×1020 mm　1/16　印张：9.75　字数：144 千字
版　　次：2020年1月第1版　2020年1月第1次印刷
定　　价：39.80元

献给史蒂夫、朱莉娅和卢克——我爱你们。

致谢

感谢汤姆和雪莉·斯莱、德布·坎宁安、卡伦·加德纳、珍·麦克莱恩、艾丽丝·威廉斯、加里·森特、梅林达·克拉克、希瑟·林恩·贝里、简·弗伦奇、梅林·钟-鲁滨逊和戈德·菲蓬，并特别感谢我的老师莫琳·雷。我还要感谢书中的孩子们：佩里、约旦、洛根、埃丽卡、卡梅伦、卢克、尼拉杰和朱莉娅。

参译人员名单

主　　译　王会儒　赵　勇

参译人员　王会儒　赵　勇　赵晗华

Angela Helen Liu　侯玉霞

中文版序

　　我对瑜伽的理解可能要胜过很多没有练习过瑜伽的人。这几年因为功能康复在国内的兴起，很多瑜伽教练一直跟随我学习相关的功能康复解剖学知识，因此，我对瑜伽略知一二。在中国，瑜伽的普及已经到了县级城市，可见其认可程度。

　　不能简单地把瑜伽当作一项单纯的运动，其附加的意义可帮助很多人重获身心的健康。当我看到这本关于儿童瑜伽的中文译本时，内心的欣喜自然要比很多瑜伽老师更强烈。其实，普及儿童瑜伽是培养孩子的爱和通过瑜伽自主学习的能力。

　　以儿童语言进行讲解的瑜伽可以帮助抵抗生活中匆忙的小孩子所承受的压力。儿童瑜伽并非是体式难度的挑战，更不是一项竞技体育。《儿童创意瑜伽》通过有趣、舒缓、简单的瑜伽运动帮助孩子建立自尊，提高注意力，建立控制呼吸的能力，促进包容，增强灵活性、力量、协调性和身体感知意识。这些都可为孩子的未来打下坚实的身心健康基础。

　　这本书是通过小组和合作伙伴的工作以及故事中的角色扮演来改善人际关系和社会意识，已经超越了瑜伽本身的意义，更像是借助瑜伽来帮助孩子成长的手册。

广东医科大学·李哲人体科学工作室负责人
广东医科大学·功能康复及护理培训中心负责人
中国康复医学会产后专业委员会产后功能运动与美态学组主任委员
中国解剖学会科普工作委员会副主任委员

目录

引言

　　欢迎加入我们的课程！儿童创意瑜伽是多年来在瑜伽和蒙台梭利教育课程中观察儿童的产物。在教授了蒙台梭利教育课程和瑜伽之后，我观察到两者之间有很多相似之处。我们知道瑜伽是把身体和思想结合起来，使思想变得更清晰和更集中的过程。而蒙台梭利教育是一种整体的、亲自动手的教育方法，包括身体运动。因此，这两种方法在一起，可以相辅相成。这本书将这两种实践合并成一个流畅而有益的项目。

　　我创建了一个不仅仅是蒙台梭利或瑜伽老师，而是所有的教育工作者和家长都可以参与的课程。这个课程简单易用，单独地、有逻辑地排列，适合不同年龄段（4~6岁、7~9岁、10~12岁）的孩子，帮助每个孩子了解许多事物的概念，同时保持活跃度和兴趣。

　　和任何学习环境一样，有吸引力的瑜伽课对孩子们有着积极的影响。它有助于从内到外构建他们的信心。不特别强调结果，只是享受过程中的乐趣。孩子们总是能通过瑜伽感觉到成功——没有竞争，只有个人进步。任何孩子都可以享受瑜伽。

　　我相信可以创造一种环境满足儿童对秩序、运动、感官探索和语言的需要。这个观念一直是本门瑜伽课程的核心。我的教学经验告诉我，儿童的心智在12岁以前正处于学习和吸收经验教训的最佳时期。这也是向他们介绍瑜伽世界的关键时期。

　　儿童创意瑜伽为传统课堂活动提供了延伸。通过一系列瑜伽体式、活动和游戏，加强孩子对特定教育主题的理解。这一课程的编撰，是从我多年的教师和瑜伽教练经验发展而来的，对孩子们来说非常有意义。

行动、连接和学习

我记得我第一次体验瑜伽是20世纪70年代，在我位于蒙特利尔（加拿大东部港口城市）的家庭娱乐室里。我妈妈看晨间瑜伽节目，我和她一起练习30分钟的瑜伽，节目中那位摆体式的女士使我着迷，我会"咯咯"地笑，因为我做的莲花式、乌鸦式和一些其他的体式很可笑，这些体式把我带到了一个全新的世界，有呼吸练习，甚至还有梵文名称的体式——多么不一样啊！当然，在6岁的时候，我还意识不到瑜伽的巨大好处，我只是喜欢和妈妈在一起的时光，以及在一起做一些没有给我们任何一个人带来压力的事情。这段记忆给我留下了深刻的印象。

现在我意识到，我和妈妈经历的这段小冒险给了我一种接纳、团结以及和平的感觉。我们两个人都不能准确做这些体式，但这无关紧要。

多年后，我成了一名忙碌的老师和两个孩子的母亲，瑜伽不再是我日常生活的一部分。直到我觉得有必要放松一下，放慢忙碌生活的节奏，我才在30年后再一次参加瑜伽课。我又感到自己活在当下，感到自己得到了安慰和满足。我想追寻和探索我重新找回的感觉。

之后我让自己沉浸在瑜伽练习中。在获得瑜伽教学认证后，我意识到我可以把瑜伽原理应用到课堂上。孩子们一直是我的快乐之源，瑜伽与整体教育相协调的理念是完美的！

我开始参加各种各样的瑜伽培训班，向孩子们教授瑜伽，所有这些都使我充满了奇妙的、实用的想法。在这些瑜伽培训之后，我的训练和经验达到了顶峰，是时候走出去给我的孩子们上瑜伽课了。

我到教堂、社区、瑜伽工作室，甚至我自己孩子的学校去教学——作为一种课外活动。

我的热情与日俱增，我的学生也是如此。我的经验一直是，任何教育项目成功的关键都是有条不紊地观察每一个孩子的需要。所以我听和看孩子们的学习。然后开始完善我的想法，修改我原本计划要做的事情，所有这些都是为了回应他们的意见。正如我们所知，孩子们是非常聪明、诚实的，还没有筑起任何高墙来保护自己不受周围世界的伤害。我发现孩子们能够通过行动更好地学习概念。通过运动和彼此的联系，孩子们可以学习复杂的概念，如我们在宇宙中的位置。同时，他们也可以玩得很开心！

当我试图寻找各种各样的课程和书籍来支持孩子们的瑜伽练习时，我意识到现有的资源并没有提供一个"组合程序"，也没有一个我可以在教室里立即实施的项目。我找到的所有书都要求读者根据体式和游戏列表来组合课程。后来，我根据任何人都能很容易实现的原则为不同的年龄组开发了课程，从而节省了他们将课程组合在一起的时间。

虽然我用过的很多书对自己都有帮助，但我相信儿童创意瑜伽在用户友好度方面是独特的。我所有的课程都是一步一步地从头到尾布置的。现在我们（教育工作者和父母）的时间有限，这本书做了所有的计划，可以节约一部分时间。

我的课程是基于参与者反馈而发展的。我采纳了孩子们提出的新体式，我们的小组讨论为我的新活动提供了无尽的能量和想法。如果这个系列中的任何想法或活动能在几个孩子身上灌输一种联系和归属感，就像我和妈妈一起练习晨间瑜伽一样，我的目标也就实现了。

如果我们都能感觉到是彼此的一部分，那么我们之间的联系就建立起来了。我们团结在一起，互相灌输对彼此的欣赏，我们还能为孩子们做什么呢？

儿童创意瑜伽：从幼儿园到小学

我们从哪里开始？

我们知道，瑜伽是一种极好的促进儿童的身体、情感和社会发展的工具，许多课程都为孩子们提供这种服务。然而，儿童创意瑜伽课程的内容不仅能满足儿童的这些基本需求，而且还能为瑜伽机构带来实质性的改变。

我们通过教授瑜伽的基本原理，如体式、呼吸技巧和中心活动来开始我们的课程。渐渐地，我们把这些活动和那些促进教育目标的活动结合起来。这是一个非常简单的过程，因为瑜伽和教育主题自然互补。

儿童创意瑜伽课程按年龄组分成三个班：4~6岁班、7~9岁班和10~12岁班。

4~6岁班

处于这个发展阶段的孩子们在课堂上渴望一个有逻辑的秩序和流畅的活动，这样会让他们感到安全和自信。我们留出时间让他们重复活动和练习体式，这种重复会把概念印在他们的脑海中。我们在这个基础上使用的道具可吸引孩子们的感官，以及促使他们产生通过触摸和操作来学习的需要。

4~6岁儿童的课程旨在推广：

- 优雅与礼貌
- 感官探索与运动
- 协调
- 平衡
- 精致手工
- 秩序
- 无论是在室内还是在室外，关注我们的环境
- 语言
- 数学
- 合作
- 艺术表现
- 自我照顾
- 身体健康
- 自我意识

7~9岁班

到了这个年龄，孩子们进入了一个新的发展阶段。这是一个比4~6岁的孩子更有智慧的时期，我们看到更理性、更好奇的个性出现了。所以，这个年龄组的课程是为了把孩子们带入一个抽象学习的世界，在一个更大的社会群体中共同工作。这个组别的课程还提供更多的互动性团体活动，以满足每个孩子的需要。

我们为7~9岁儿童开设的课程以上述观点为基础，并加入以下元素：

- 与周围的人建立联系
- 关心我们的地球
- 信任
- 业瑜伽（回馈世界和彼此）
- 同理心
- 直觉
- 丰富语言
- 感恩
- 尊重社会群体
- 倾听和解释思想的能力
- 想象力

10~12岁班

这个阶段课程的目标是培养孩子的全局视野，他们现在想了解世界是如何运作的，以及自己在其中的位置。这个年龄组的孩子能够分析事件并提出新的想法和意见。这些课程利用与年龄相适应的能力，帮助他们培养对地球、宇宙和他们自己的感恩之心。

最后，我们对10~12岁的儿童探索了以下概念：

- 身体变化
- 来自同伴的压力
- 学习准备和工作习惯的发展
- 组织
- 社会服务
- 压力
- 超越朋友和家庭的核心圈，对社会友好

课程剖析

一个孩子能够建立一个有秩序的日常课程是令人欣慰的，正如秩序在孩子的家庭生活中是非常重要的。

孩子们非常满意地知道每节课将如何进行。随着孩子年龄的增长，秩序就不那么重要了，我们经常要根据节日、孩子的情绪、天气和其他变量来即兴发挥！

所有课程都包括以下活动：教育要素、道具、目的、热身、连接、活动、冥想和感恩。此外，还可能包含一些其他活动。以下是在每个课程中可以找到的完整的活动清单：

1.目的。我们先讨论各自的感觉，然后我们将在课堂上关注它。例如，我们可能会把注意力集中在尊重自然的发展上，我们会通过去公园旅行来探索这一点。我们的目标可能是最终对自然界心存感激。在整个课程中，我们会根据需要而不断重新审视我们的目的。

2.热身。这是一个有趣的伸展活动和一系列相互连接的体式或串联体式。

3.连接。这些活动强调了我们是多么需要彼此——也许我们可以一起搓手产生热量，然后拉着手围成一个圆圈，同时注意感受这是一种什么样的感觉。正是在这一活动中，强调了我们对人际联系的需要，以及如果我们相互支持和帮助，我们能完成任何事情。

4.活动。这些主题活动都是基于一天的课程目的而进行的，可以是涉及音乐与舞蹈的大型团体游戏。

5.呼吸。我们介绍一种新的呼吸方法，也可以练习冷呼吸或热呼吸。

6.手工制作。这与我们之前的活动有关。例如，如果我们讨论如何放松和集中注意力，我们可能会画曼陀罗；如果我们讨论肌肉和骨骼，我们可以制作一个身体的黏土模型。

7.书。一本书或一个故事可以用来强化课堂的目的。

8.双人瑜伽。任何年龄段的孩子都对双人瑜伽很感兴趣，我们经常在每堂课上介绍一种新的体式。

9.冥想。冥想往往是孩子们最期待的，也是他们最需要的。伴随着音乐，他们闭上眼睛，放松地躺在瑜伽垫上，享受一场至少5分钟的引导冥想。在这段时间里，一些孩子喜欢脚趾按摩，我喜欢用不同的香薰来增加这种体验。他们喜欢这个项目！

10.感恩。一旦我们从冥想中走出来，我们会用几分钟的时间默默感激我们生命中的人或事——也许是我们的朋友，或者是我们的健康。我们在教室里坐一会儿，然后双手合十放在心轮，重复念出"namaste"（意为"谢谢您"）一词来结束课程。这意味着我们互相感谢和互相尊敬。

除了这些活动外，每节课还包含推荐的"道具"和"教育要素"。"道具"是每课的推荐材料。这些东西很容易找到，或许教室里原来就有。"教育要素"是每节课都要强化的概念。

支持所有这些活动的是音乐。这似乎是所有课程中的关键元素，并且我发现这是一个不断变化的元素。保持这个课程关键元素的活性和兴奋性很重要。我建议教师准备不同类型的音乐。孩子们喜欢听他们熟悉的歌曲，他们可以跟着跳舞，还可以用来放松。

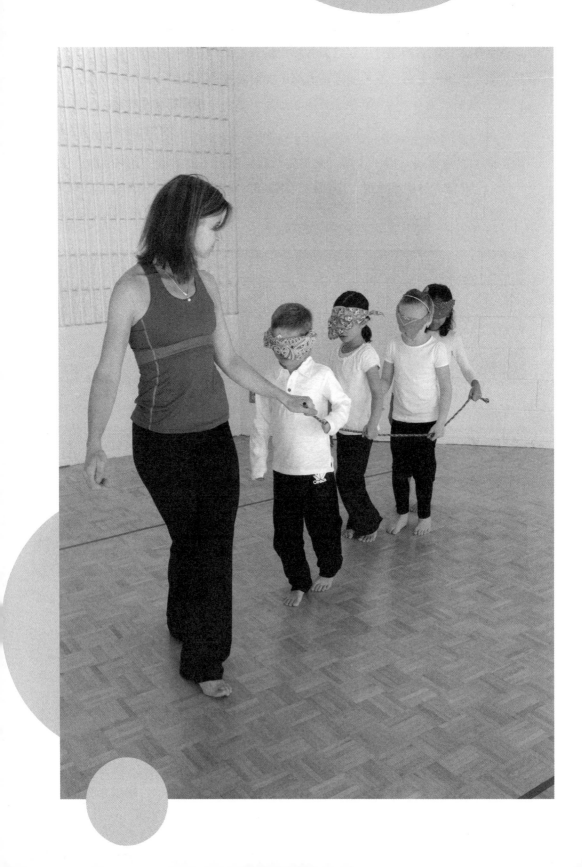

第一部分　4~6岁班课堂主题

1. 瑜伽简介（1）

教育要素： 语言开发〔普拉那（prana）、串联体式（vingasa）、纳玛斯代（namaste）〕、自由行动、秩序（每堂课所遵循的形式和惯例）、感官探索（体式概念，通过动物做具体介绍）。

道具： 霍伯曼球或海绵，体式模型包，瑜伽垫，钟，音乐，书（小比尔·马丁和埃里克·卡尔合著的《棕熊，棕熊，你看到了什么？》），小毛绒动物玩具，润肤霜。

目的： 首先，把瑜伽垫按照空间所允许的形式摆放好（围成一圈较好）。欢迎孩子们，请他们坐在瑜伽垫上。告诉孩子瑜伽垫是他们练习瑜伽的特殊场所，如果在练习中有不舒服的感觉，可以坐在瑜伽垫上观察。今天的目的是认识瑜伽，讨论瑜伽。问问孩子们他们认为瑜伽是什么。给孩子讲解瑜伽作为一种古老的哲学是如何在印度发展起来的，以及瑜伽修行者通过练习创编姿势（或体式）使身体感觉良好、头脑清晰。不管什么时候，我们都可以在工作、学习和生活的其他方面使用瑜伽，只要我们需要放松，需要为自己花点时间。介绍一下"钟"，并解释它将被用来表示一项活动的结束，此时孩子们需要安静地回到他们的瑜伽垫上去倾听。让孩子们闭上眼睛，敲响钟，当他们听不到或感觉不到任何振动的时候，可以举起手。用这个小活动做试验。

时间：5~10分钟

热身： 从"体式模型包"中挑选2~3个体式，并演示。让孩子们试试，把这些体式融入音乐中，演示时说出每一个体式的名字，让孩子们模仿。不要强调正确地摆姿势，让模仿变得有趣；告诉他们只是试一试，在做这些动作时要记得吸气和呼气。

时间：5~10分钟

连接： 组织平衡。解释我们如何在课程中建立人与人之间的连接。强调我们每个人对于团队都很重要，我们互相帮助、互相需要。告诉孩子们练习一个连接活动。让他们围成圆圈，抓住两边同学的手腕，大家一起站起来。接着，告诉他们用一只脚保持平衡，然后换另一只脚。他们都坐回去的时候，仍应该紧紧地抓住对方。让他们注意他们之间是如何互相帮助的。现在，让孩子们快速地摩擦双手，1分钟后，让他们把手掌放在两侧孩子的手掌上。询问他们是否能感觉到双手之间的能量，并解释它是如何连接我们所有人的。

时间：5~10分钟

活动：体式介绍。拿出装体式模型的包。把它传一圈，让每个孩子闭上眼睛选择一个模型——不要偷看！演示并说出每个孩子所选择模型对应的体式，邀请每个孩子都加入这个体式演示中来，帮助不能模仿的孩子。精确度并不是这里的关键点，孩子们可以做他们自己版本的体式。年龄大的孩子会很愉快地帮助年龄小的孩子。每个人都选择以后，把所有的体式都摆出来，以便全班同学都能看到。告诉孩子们："我们现在要把所有的体式组合在一起。"随着音乐慢慢响起，将这些体式串起来进行演示，边演示边告诉孩子每个体式的名称，让孩子们跟着你做。然后告诉他们，这是一种"串联体式"。让他们自己尝试几分钟再敲钟。

时间：大约15分钟

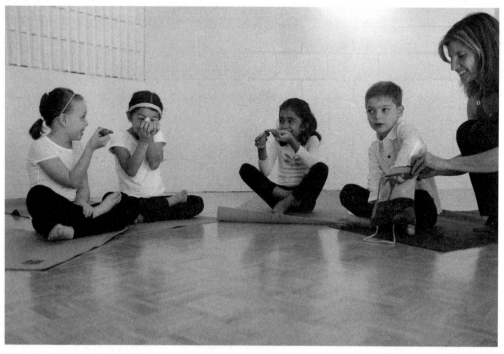

图1.1　儿童选择体式模型

呼吸：呼吸球。拿出可膨胀的霍伯曼球（或一个小海绵），并解释说"这是你的吸气球"。展示当我们吸气时，我们的肚子和肺会像球一样扩张，当我们呼气时，它们会像球一样变小。把球传给孩子们，让他们传阅一圈；每个孩子吸气时都可以让球体扩大，呼气时收缩。解释瑜伽中的"普拉那"是我们的生命力，它贯穿我们并支撑我们。我们必须时时刻刻注意深呼吸。

时间：**5~10分钟**

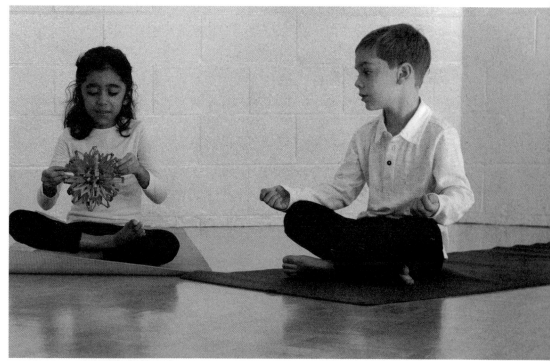

图1.2　用呼吸球探索呼吸

书：你给孩子们读这本书的时候，告诉他们，当他们听到书中体式的名字的时候，可以展示出相应的体式——大部分是他们今天看到的。使用小比尔·马丁和埃里克·卡尔合著的《棕熊，棕熊，你看到了什么？》

时间：**5~10分钟**

冥想：敲钟。解释说，他们需要回到他们的瑜伽垫上休息放松。孩子们可以躺在瑜伽垫上，像黄油在烤面包上融化一样陷进垫子里。告诉他们，现在瑜伽垫是他们的魔毯。在每个孩子的肚子上放一个小毛绒动物玩具，告诉他们这是他们的乘客，当他们呼气和吸气时，它会在肚子上上下翻腾。告诉孩子们不要乱动，这样他们的乘客就不会掉下来。继续讲一个在神奇的魔毯上飞越世界的故事，激发他们的想象力：向下看到山脉、城市、海洋和其他事物。当你说话的时候，给那些同意的孩子用香味温和的香薰轻轻按摩脚趾。他们会喜欢的。

时间：7~10分钟

感恩： 轻轻地敲钟，让孩子们慢慢地伸展身体，向一边翻滚，请他们回到坐姿，双手合十放在心轮的位置。告诉他们这个手的姿势被称为"合十手印"（参考附录"瑜伽手印"）。请他们闭上眼睛，花点时间默默地感谢周围的一切以及他们生命中所爱的每一个人（值得感激的事情很多，每个班级在这方面是不同的）。然后向他们重复"namaste"这个词，并解释它的意思是"感谢和致敬"，让他们重复一遍，结束。

时间：5~10分钟

2. 瑜伽简介（2）

教育要素： 感官探索、自由活动、熟悉课堂秩序、根据孩子自己的速度和能力自由选择参与、语言发展、协调和完善的运动、团队内的优雅和礼貌。

道具： 草药眼罩（每个孩子一个），体式模型包，呼啦圈，瑜伽垫，书（林俐·达德的《毛毛狗麦克拉瑞和朋友们：大闹宠物医院》），钟，音乐，足部滋润露。

目的： 为孩子们准备好环境后，请孩子们在围成一圈的瑜伽垫中选择一块坐在上面。他们可以自由选择，直到每个人都坐好为止。敲钟欢迎孩子们来到瑜伽课，请他们舒适地坐着并倾听。告诉他们，在这节课上，他们会再次看到第一节课的体式。在前几节课中，重点是让孩子们适应课程的日常安排，并让他们熟悉这些体式。回答他们提出的任何问题，同时提醒他们，你会在活动之间敲钟。

时间：5~10分钟

热身： 告诉孩子们，他们要一起做比萨。让他们坐在瑜伽垫上，腿伸展成"V"形，代表一片比萨。问问孩子们，做这片比萨首先需要什么——也许是一些面团。演示擀面，把面团抛到空中，然后把它拉长。询问孩子们喜欢吃的配料——他们会有很多想法。当他们喊出意大利辣香肠、奶酪和蘑菇之类的东西时，演示配料是如何被切丁、剁碎、摊开、铺满整个比萨的。这一过程中，他们的身体会伸展、移动，然后变暖。要让这一切变得有趣和活跃。当比萨做完后，让他们假装吃比萨。

连接： 能量摩擦。让孩子们挪到瑜伽垫前面，告诉他们，他们将彼此连接，把能量从一个人传递到另一个人。让他们先快速搓手，产生摩擦，

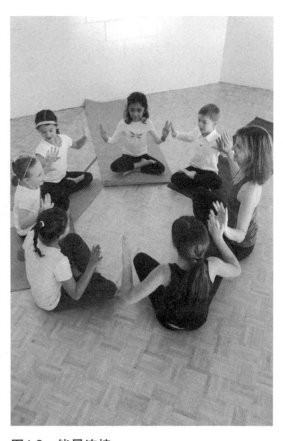

图1.3　能量连接

然后让他们手牵手，强调他们所传递的能量将分享给每个人。先按压你身边孩子的手，然后让他按压他身边孩子的手，如此依次按压，直到按压的手围成一个圆又回到你身边。这样做几次，从不同的孩子开始按压。

时间：大约5分钟

活动：呼啦圈舞。在房间里随意放置和孩子们一样多的呼啦圈，拿出体式模型包，包括上节课的体式和一些新体式，每次都要增加新体式，直到孩子们都熟悉为止。把包传递下去，让每个孩子从包中选择一个体式，在展示的时候说出体式的名字。然后，孩子们可以将他们的体式放在他们所选择的呼啦圈内，他们也站在呼啦圈内。以不同的时间间隔播放音乐。告诉他们，当他们听到音乐时，他们可以以任何方式跳舞和移动，当音乐停止时，他们要找到一个呼啦圈，站在里面并练习其中体式模型对应的体式。重复这些步骤，让他们每次在音乐停止时选择不同的呼啦

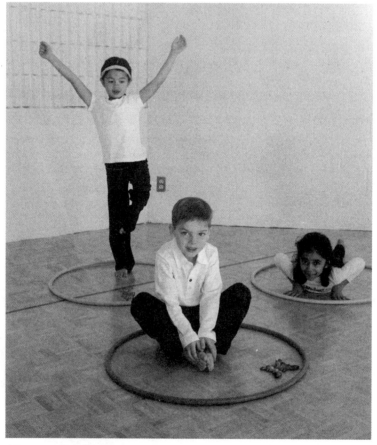

图1.4　跳呼啦圈舞

圈。看看孩子们是如何处理这个游戏的，如果孩子在体式上需要帮助，年龄大的孩子可以和年龄小的孩子合作。孩子们做够了就敲钟。

时间：5~10分钟

呼吸：清凉调息法。当孩子们回到瑜伽垫上时，这是一个冷却呼吸的好时机。告诉他们放松，伸出舌头，形成吸管的形状。然后他们可以假装用吸管喝柠檬水或自己最喜欢的饮料，闭上嘴，慢慢地从鼻子呼气。让他们重复几次。甚至可以假装用脚挤柠檬来做柠檬水，把柠檬挤进想象中的杯子里并喝掉。询问他们做了这个练习后是否感觉清凉。

时间：大约5分钟

书：林俐·达德的《毛毛狗麦克拉瑞和朋友们：大闹宠物医院》。这是一个有趣的故事，讲述的是一只狗拜访兽医及在兽医那里遇到的动物。孩子们在听书时可以演示他们在课堂上做过的动物体式。

时间：大约10分钟

冥想：孩子们现在可以躺在瑜伽垫上休息或冥想。让他们把手臂放在身体两侧，手掌张开朝向天空，闭上眼睛。在每个孩子的眼睛上轻轻放置一个草药眼罩，有些人对使用它不感兴趣，而有些人会喜欢它；把灯调暗，播放柔和的音乐。你可以告诉孩子们，他们是高大强壮的山脉，已经存在了数百万年，见过很多东西来来去去；风吹过他们，树在他们上面生长，风暴来了又去，不同的动物爬上去，在他们上面生活；一路走来，他们一直是稳定、坚强、平静和安静的。可以在故事中添加你自己的元素。

时间：5~10分钟

感恩：轻轻地敲钟，告诉孩子们，在他们自己的时间里，慢慢地伸展身体并翻滚到一边。要求他们回到坐姿，双手放在心轮的位置。让他们默默地感谢在一起的时间，感谢健康、快乐和被爱。让他们在任何可能的时候都花点时间来默默地感恩。重复"namaste"，结束。

时间：5~10分钟

3. 颜色

教育要素：颜色的视觉辨别、自由选择和活动、合作、重复他们已经学会的体式以巩固相关概念。

道具：五颜六色的羽毛，无纺布，红色、黄色和蓝色的食用色素，用来铺垫的报纸，几根切成两半的干净管子，钟，音乐，体式模型包。

目的：请孩子们坐在瑜伽垫上，敲钟，欢迎他们参加瑜伽课程。这堂课的目的是注意我们周围的颜色，孩子们可以讨论他们最喜欢的颜色，也可以讨论与心情或季节相关的颜色。试着让他们参与到讨论中，这样会让他们感到舒服。

时间：大约5分钟

热身：从体式模型包中挑选2~3个新体式，并进行演示。让孩子们试试。结合音乐演示体式，每演示一种体式说出它的名字，孩子们会模仿你。不要强调正确地摆姿势，让它变得有趣；告诉他们只是试一试，在做这些动作的时候要记得吸气和呼气。

时间：大约10分钟

连接：赞美之网。取出一团五颜六色的毛线球，拿着它。孩子们围成一个圆，说说这个圆里某一个孩子的优点，例如，"约翰是个小机灵"。用一只手握住毛线球的线头，把毛线球扔给约翰。他会接住球，对圆圈里的另一个孩子说一句赞美的话，然后握住毛线的一点，再把球扔给另一个孩子。这个过程一直持续到每个人都参与了一个回合，毛线球最终可以回到你身边。请孩子们紧紧抓住他们的毛线，慢慢地站起来，这样他们因为赞美，创造了一个美丽的"彩虹般的赞美之网"。他们可以上下抖动几次并解开它。

时间：大约10分钟

活动：彩色舞蹈。选择活泼的舞蹈音乐。把所有模型都倒在地板上。每个模型都有各自的颜色（如蓝海豚、红铲雪车、绿蛇）。让孩子们跟着音乐跳舞，然后在关掉音乐的时候停下来，让孩子们捡起离他们最近的模型。当你喊出某种颜色的时候——如红色，任何一个有红色模型的孩子都要做相应的体式，其他人也可以做这种体式。当孩子们放下他们手中的模型时，音乐将再次响起。他们可以跟着音乐跳——不一定是跳舞，也可以是慢跑或踮着脚走路，顺其自然即可。当你停止音乐的时候，再喊出一种颜色。反复做这个游戏，直到每个人都参与了一个回合，并且大多数颜色的模型都被使用过。

　　时间：10~15分钟

　　呼吸：鸟式呼吸。孩子们围成一个圆，在围成的圆中放一些不同颜色的羽毛，告诉孩子们今天要做关于鸟的体式。给不同的鸟分配颜色。例如，火烈鸟的羽毛是粉红色的，乌鸦的羽毛是黑色的，鸽子的羽毛是灰色的，鹰的羽毛是棕色的。让孩子们拿起他们想要的两根羽毛。例如，如果他们拿的是粉红色和棕色的，请他们做火烈鸟和鹰的体式。做完之后，请他们把羽毛放回地上，面对羽毛跪下来。让他们用鼻子吸气、嘴巴呼气，并用嘴用力把羽毛吹到圆圈的中间。他们做完之后，会出现一条羽毛彩虹，询问他们哪种鸟会有所有的这些不同的颜色，他们会有很多想法。

　　时间：大约10分钟

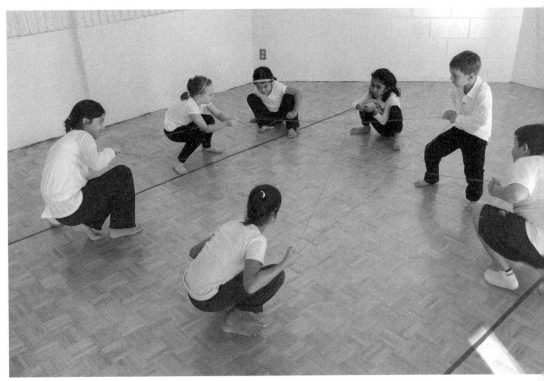

图1.5　赞美之网

　　手工制作：制作蝴蝶。给每个孩子分发两块无纺布，在你自己的无纺布上滴上蓝色和黄色食用色素混合变成绿色；把蓝色和绿色食用色素滴在无纺布上，变成新的颜色；滴上几滴黄色和红色混合变成橙色；然后将红色与蓝色混合变成紫色。现在让孩子们试试。当他们完成后，帮助他们在无纺布中间放上干净的管子作为蝴蝶的身体。一定要把报纸放在他们的手工作品下面！

时间：10~15分钟

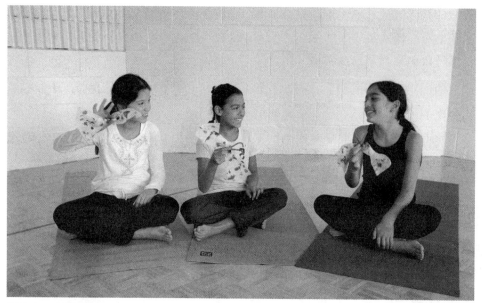

图1.6　制作蝴蝶

冥想： 把手工作品放在一边，让孩子们躺在瑜伽垫上休息。把灯调暗，播放柔和的音乐。如果他们愿意，你可以给他们提供草药眼罩。然后，开始一个关于彩虹之旅的小故事。让孩子们想象一下，他们坐在瑜伽垫上正飞向天空，感觉身体轻盈如羽毛，他们会在每个颜色那里停下来。当他们到达红色时，让他们想象一个红苹果、一朵红玫瑰、一颗红心等。让他们继续飞到下一种颜色，想象他们看到了什么。告诉他们在整个彩虹的尽头，他们会飞回地球，轻轻地降落。

时间：7~10分钟

感恩： 让孩子们慢慢伸展身体，把膝盖靠近胸口，用胳膊抱住腿，左右摇动。告诉他们正在给自己一个拥抱。渐渐地，让他们回到坐姿，并把手放在心轮的位置，请他们闭上眼睛，默默地感激生活中围绕着他们的一切美丽，感谢这个彩色的世界。让他们记住要经常停下来欣赏他们所看到的，重复"namaste"，结束。

时间：5~10分钟

4. 大海

教育要素：丰富语言、对所有材料的感官探索、艺术表现、团队内的优雅和礼貌、自由活动。

道具：体式模型包（内有章鱼、海豚、鱼、水母、海豹、螃蟹、海星、美人鱼、船和鳄鱼），画图纸，海洋生物图章贴纸，波纹图章贴纸，沙子，书（马库斯·菲斯特的《彩虹鱼》），钟，音乐，呼啦圈，足部滋润露，草药眼罩。

目的：召集孩子们，告诉他们班级要进行一次海上旅行。你可以这样开始："你知道世界上2/3的地方都被水覆盖吗？你们有人去过海边吗？"然后，和孩子们讨论一下有关海洋的经历。

时间：5~10分钟

热身：让孩子们从小的流动动作开始，或者叫"串联体式"。告诉他们："让我们假装自己被装在一个壳里，把自己变得很小，现在让我们变大、变大，直至爆发出来！把你的胳膊举向天空，你把一只胳膊举向天空时吸气，放下来时呼气。现在，在吸气的时候，把另一只胳膊举向天空。"按照这个呼吸顺序重复几次。然后开始一个孩子们都可以跟得上的新的串联体式，包括他们以前都见过的体式。

时间：5~10分钟

连接：人类漩涡。告诉孩子们要做一个"人类漩涡"，就像海洋中的漩涡。谈一谈关于漩涡的事情。让每个人手拉手，然后在旋转的时候放开身边孩子的一只手，转过身来，把孩子们拉到你身边，就好像你在把他们绕在一根线轴上。慢慢走，当你们都在一起的时候，请最外面的孩子开始"解开"漩涡，依次解开每个人。再试一次，可以从其他孩子开始旋转。

时间：5~10分钟

活动1：隧道游泳。让孩子们把呼啦圈举在面前，创造出"管子"或"隧道"。让第一个孩子从装有众多海洋动物模型的包内选择一个体式。例如，如果孩子选择螃蟹，应像螃蟹一样穿过呼啦圈隧道，然后加入举呼啦圈行列，替换下一个孩子；下一个孩子再选择一个海洋生物，并模仿其穿过隧道，重复这个循环，直到每个孩子都模仿了几次。

时间：大约15分钟

活动2：海上航行。让孩子们散开，找到自己的空间。开始给他们讲一个小故事，同时，让他们用体式和手势表演。叫他们上船，划着自己的小船出去看看，然后像潜水员那样潜入水下。告诉他们通过氧气罐做深呼吸。环游各处，观察鲨鱼、水母、螃蟹、章鱼和其他海洋生物，观察海面附近的鲸鱼和海豚。可以在故事中加入你自己的元素。最后，让孩子们上船，划船上岸。然后，敲钟，让他们回到自己的瑜伽垫上。

时间：大约15分钟

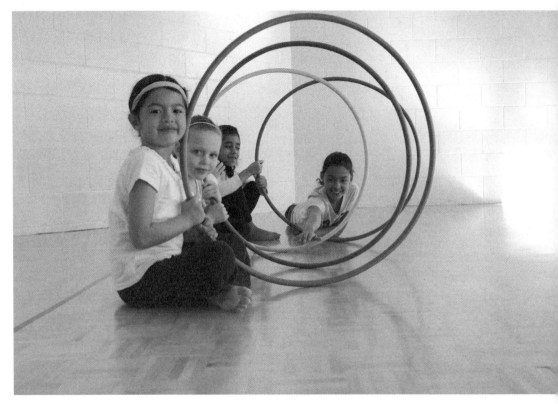

图1.7   隧道游泳

手工制作：海景画。告诉孩子们，现在要做他们在水下探险时看到的东西。使用各种海洋生物图章贴纸和不同颜色波纹图章贴纸，让孩子们设计他们的水下世界。如果没有图章贴纸，可以简单地画出这些生物。他们还可以在画图纸的底部涂上胶水，粘上沙子，为他们的"海洋"底部创造一个非常有感觉的表面。

时间：大约15分钟

书：马库斯·菲斯特的《彩虹鱼》是结束这堂课的很好的方式。当孩子们听故事时，可以摆出书中喜欢的角色的体式。

时间：大约5分钟

双人瑜伽：章鱼。选择一个孩子作为搭档演示"章鱼"的体式（见附录"双人瑜伽体式"）。让孩子们结对，自己试试看。

时间：大约5分钟

冥想：带孩子们到他们的瑜伽垫上进行最后的冥想或放松。如果他们愿意的话，给他们提供草药眼罩。让他们躺下，闭上眼睛，只要他们感觉良好，无论什么体式都可以。

有些孩子会蜷缩到一侧，而另一些孩子则会用一个传统的瑜伽体式躺下来。调暗灯光，打开柔和的音乐，告诉孩子们把他们的瑜伽垫想象成一艘潜艇，他们安全地躺在里面，然后潜艇潜入水中，越来越深，沉向海底。他们也许会看到五颜六色的鱼儿游过，也可能看到一只蓝色的海豚向他们招手，或者海龟在游泳。在这个故事中添加你自己的元素。最后，让潜艇浮出水面。给可能想要足部滋润露的孩子们涂上滋润露。

时间：5~10分钟

感恩：让孩子们慢慢地伸展身体，然后翻滚到一侧，回到坐姿，尝试一个新的手印——OK手印（参考附录"瑜伽手印"），同时，双手放在两个膝盖上。轻轻地敲钟，让他们闭上眼睛，花点时间感谢他们生活中所爱的事物及他们周围其他的孩子。然后一起重复"namaste"，结束。

时间：5~10分钟

5. 冬季

教育要素：对动物的感官探索、自由活动、语言发展、为满足孩子的秩序需要而进行一系列熟悉秩序的活动。

道具：棉花球，画图纸，彩色铅笔，瑜伽垫，足部滋润露（可选），西藏颂钵，音乐，关于冬眠的书（林达·格雷厄姆-巴伯和南希·卡罗尔·威利斯合著的《动物的冬眠》）。

目的：欢迎孩子们，请他们坐在瑜伽垫上。给他们介绍一个会唱歌的碗——颂钵。颂钵是瑜伽中用来辅助冥想并表示一项活动开始或结束的青铜碗。敲响颂钵，让他们闭上眼睛倾听——他们也会想要敲响颂钵！现在解释一下，他们今天要在雪地里玩得很开心，谈论他们与冬天有关的事情，也可以谈谈动物和植物在冬天会发生什么变化。

时间：5~10分钟

热身：告诉孩子们，今天很冷，他们可以假装睡在温暖的被窝里，把温暖的毛毯盖在他们身上。几分钟后，他们可以拿开毯子，下床，拉开窗帘。阳光照进来，可以先做拜日式，然后做一些串联体式。

时间：大约5分钟

连接：制作雪球。孩子们坐在瑜伽垫上，可以用力地搓手一分钟，然后慢慢地把手分开，感受双手所创造的"能量"。让他们把这种能量塑造成一个雪球，上下晃动。最后，让他们把雪球扔掉，创造一种"温暖"连接每个人，为他们外出到雪地中做准备。

时间：大约5分钟

活动：冬日。让孩子们想象一下，现在正在穿衣服准备出门，和他们一起检查身体的各个部位，询问他们首先需要把什么戴在头上、耳朵上、脖子上等。他们会表演穿好衣服，然后把所有能想到问题的都提出来。完成以后就要出去了——打开音乐，让孩子们进入充满想象的雪地世界。让他们在雪中穿行时感受风，建议他们堆雪人，把自己滚成雪球或者让他们把自己想象成铲雪车，像铲雪车一样铲雪。孩子们会给你更多的建议，沿着这条路继续雪地冒险。最后敲响颂钵，邀请他们回到各自的瑜伽垫上，拍掉身上的雪，模仿脱下冬衣。

时间：大约10分钟

　　呼吸：雪堡。分发棉花球，确保每个孩子都能得到几个。建议全班孩子在圆圈中央建一座雪堡，但是孩子们必须用呼吸来移动他们前面的雪。告诉他们，当他们吸气的时候，应该感觉到他们的肚子在上升；当他们呼气的时候，应该感觉到他们的肚子在下降。用嘴把"雪"吹到中间。然后，请他们可以欣赏通过呼吸搭建的雪堡。

　　时间：大约5分钟

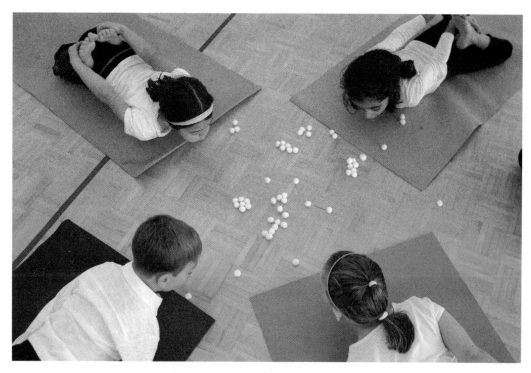

图1.8 雪堡

　　手工制作：冬眠的动物。邀请孩子们画三种不同类型动物冬眠的图片。给每个孩子发一张画图纸，并把画图纸分成三个部分。然后再讨论每个人的画。

　　时间：10~15分钟

　　书：当你阅读林达·格雷厄姆-巴伯和南希·卡罗尔·威利斯合著的《动物的冬眠》时，他们可以以自己最喜欢的体式坐下放松。

　　时间：5~10分钟

　　冥想：敲响颂钵，让孩子们来到他们的瑜伽垫上放松，舒适地躺下。当你打开轻柔的音乐时，请他们闭上眼睛。告诉他们，他们现在也在冬眠，他们可以把自己想象成最喜欢的动物，正在为长时间的休息做准备。他们正融化在床上以度过冬天，呼吸柔和而缓慢。可以在这个故事中加入你自己的元素。在"冬眠"之后，请他们慢慢醒来，因为春天已经到来。孩子们"醒来"时，仰面伸伸懒腰，尽可能地伸展手指和脚趾；翻过身来，回到坐姿，完成冥想。

时间：5~10分钟

感恩：今天让他们尝试一种新的手印——把无名指放在大拇指上——大地手印。告诉他们这个大地手印会让他们感觉很强大。（参考附录"瑜伽手印"）

让他们默默地感谢他们今天强壮、健康的身体，感谢他们有能力一起做这种有趣的瑜伽练习。重复"namaste"，结束。

时间：5~10分钟

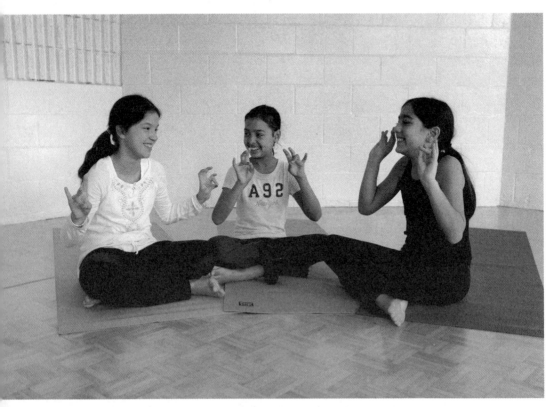

图1.9 大地手印

6. 马戏团

教育要素：自由活动、发展语言、为满足孩子的秩序需要而进行的一系列熟悉秩序的活动、表现艺术、开发手写。

道具：有框线的画图纸，彩色铅笔或记号笔，书（莫莉·卞的《菲菲生气了》），体式模型包，足部滋润露，瑜伽垫，毛绒动物玩具。

目的：把孩子们聚集在他们的瑜伽垫上，敲钟或颂钵，欢迎孩子们参加瑜伽课。告诉他们今天要去马戏团旅行。和孩子们讨论关于马戏团的问题，问他们会看到什么，问问他们关于马戏团的经历。

时间：5~10分钟

热身：如果孩子们对海豹、大象和狮子还不熟悉的话，从体式模型包里拿出并介绍一下它们的体式。当你示范时，让他们跟着练习这三个体式。然后，从拜日式开始让孩子们站起来做一些热身动作。

时间：大约5分钟

连接：镜子屋。告诉孩子们，他们已到达马戏团，正在穿越游乐屋，里面放满了奇形怪状的镜子。请孩子们结对，让他们试着"镜像"对方。面对搭档，由一个孩子主导他们的动作。他们可以从小的手部动作开始，然后是面部表情，最后是完整的行走动作——只要是他们能想到的动作都可以。接下来让他们互换角色，让第二个孩子来引导这个活动。

时间：5~10分钟

活动：马戏团表演。让孩子们在房间里散开，给他们讲一个马戏团的故事，并让他们表演。你可以让他们想象看到空中飞人、狮子、小丑、海豹、大象、走钢丝表演者和其他杂技演员。把你的故事和孩子们学到的一些体式联系起来。最后，让他们离开马戏团，回到瑜伽垫上，以最喜欢的姿势放松。

时间：大约10分钟

呼吸：火山式呼吸。向孩子们解释，当他们感到不耐烦或心烦意乱时，火山式呼吸可以让他们感觉好一些。让他们像火山一样蹲着。告诉他们，当他们吸气时，就像炽热的熔岩正在上升；然后边站起来边呼气，伸出双臂，让所有的熔岩都从火山中冒出来。重复几次。

时间：大约5分钟

手工制作：做鬼脸。邀请孩子们做鬼脸，为每个孩子在一张画图纸上画上几张空白的脸。让他们给这些空白的脸添加表情，表达他们今天在马戏团旅行中的感受。他们可能会在一天结束时画一张疲惫的脸，当他们看到老虎时会画出一张恐惧的脸，当他们看到小丑时会画出一张快乐的脸，等等。请他们分享他们的手工制作，讨论他们所有的表情。

时间：大约10分钟

书：向孩子们解释，当他们画出自己的脸时，会产生很多情绪。给他们读一本书（莫莉·卞的《菲菲生气了》），谈论它所表达出来的情绪。

时间：大约10分钟

双人瑜伽：肩部滑轮。让孩子们每两人分成一组。一组的两人站在一起，相距约0.6米。互相握住对方的手腕，两人同时慢慢地向前转动肩膀，用手做一个完整的圆。向前、向后重复几次这个动作。让孩子们互换位置并重复（见附录"双人瑜伽

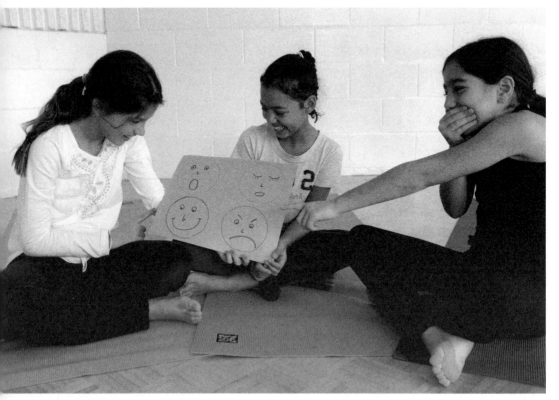

图1.10　各种表情的脸

体式"）。

　　时间：5~10分钟

　　冥想：敲钟或颂钵，让他们回到瑜伽垫，躺下，闭上眼睛，放松。调暗灯光，播放轻柔的音乐。给他们的脚涂擦足部滋润露（可选）；或在他们的肚子上放一个小毛绒动物玩具，告诉他们，他们正带着自己的动物朋友在一条缓慢流动的河上顺流而下，他们的呼吸必须非常均匀、缓慢，以保护动物的安全。告诉孩子们，他们正躺在一只小船柔软的枕头上，那只小船同样沿着一条有风的蓝色河流顺流而下，河岸边有美丽的树木和鲜花、绿油油的草地。谈论在河边看到的动物，如兔子、浣熊、鹿等；谈谈河里的动物，如鱼、水獭和青蛙。可以在故事中加入你自己的元素。最后，小船漂到岸边，让他们走出来。

　　时间：5~10分钟

　　感恩：孩子们慢慢地伸展身体，把膝盖靠近胸口，用胳膊搂住自己和毛绒动物玩具，给自己一个拥抱。渐渐地，让他们回到坐姿，尝试一种新的手印——水手印，它将有助于平衡我们身体中的水（参考附录"瑜伽手印"）。让孩子们默默地感谢他们的家人，并一个人思考他们的家庭成员及为什么爱他们。重复"namaste"，结束。

　　时间：5~10分钟

7. 宇宙内外

教育要素：自由活动、艺术表现 、感官探索、语言发展、满足秩序需要的活动序列。

道具：体式模型包，行星和恒星的图片，瑜伽垫，音乐，画图纸，铅笔、记号笔、蜡笔或粉笔，钟、锣或颂钵，足部滋润露（可选），草药眼罩（可选）。

目的：邀请孩子们到瑜伽垫上，敲钟、锣或颂钵，欢迎他们来到瑜伽课。告诉他们这节课将要谈论我们星球以外的事物，如其他行星、恒星、银河系等，询问他们是否知道太阳实际上是一颗恒星，或者他们是否知道一些行星的名字。他们会为这次讨论做出许多补充。

时间：5~10分钟

热身：首先向孩子们展示装在体式模型包中的门式及台式模型。让他们假装打开了一扇大门，然后摆出台式模型，假装这就是他们坐在宇宙飞船里的方式。告诉他们正在发射（模仿航天飞机发射倒计时），然后做一些其他串联体式。

时间：5~10分钟

连接：火箭式呼吸（Breathing rocket）。邀请孩子们做一个"呼吸式火箭"，他们可以聚在一起形成一条线（就像一条长龙），把手掌放在前面孩子的肋骨上，这样他们就能感觉到前面孩子呼吸时的肋骨扩张和回缩。当所有人都在一起时，让他们想象飞船发射到太空，绕着行星、恒星和流星飞行，进进出出，然后绕地球飞行。最后，让他们分开来，着陆在瑜伽垫上。

时间：4~10分钟

活动：行星之旅。告诉孩子们，他们现在要去参观不同的星球，几颗流星，甚至太阳。给他们看所有这些星球的图片卡，并说出它们的名字，然后将卡片散开放在房间的地板上。播放轻快的音乐，让孩子们在房间里跑来跑去，假装他们在飘浮或滑翔；当音乐停止的时候，他们可以选择在喜欢的卡片旁边坐下，做任何他们想做的瑜伽体式，或者你为他们演示的瑜伽体式。重新播放音乐，让孩子们想象自己飞起来，参观更多的行星或恒星。

时间：大约10分钟

呼吸：喉式呼吸（Darth Vader）。给孩子们示范喉式呼吸。让他们舒服地坐在瑜伽垫上，闭上嘴，把舌头抵住上腭，用鼻子呼吸，呼气时在喉咙里发出一种声

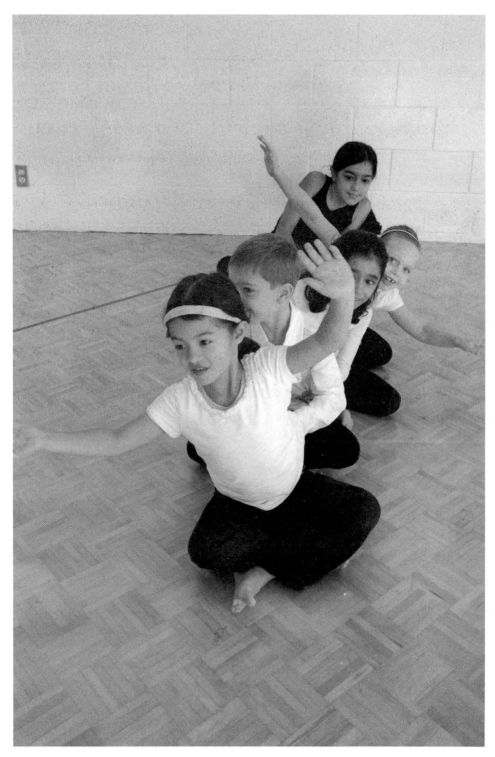

图1.11　火箭式呼吸

音，这是由旋转气流产生的声音，就像树林中的风声一样。告诉他们，这是一种独特的呼吸方式，可使他们感到温暖和精力充沛。

　　时间：大约5分钟

　　手工制作：颠倒图片。在椅子、桌子的底面上挂一张画图纸，每个孩子一张，让孩子们平躺在椅子、桌子下面，假装他们在宇宙飞船里倒立着，让他们画出他们认为能从飞船上看到的任何东西。他们会有很多想法。在孩子们画画时，播放埃尔顿·约翰的歌曲《火箭人》是一个不错的选择。

　　时间：10~15分钟

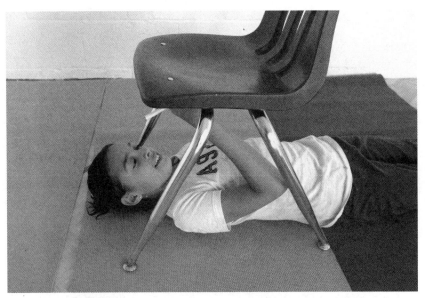

　　图1.12　颠倒图片

　　冥想：发出结束活动的信号，让孩子们躺回到瑜伽垫上。让他们闭上眼睛，感到舒适。给需要的孩子草药眼罩和（或）涂抹足部滋润露。告诉他们注意要轻柔地呼吸，同时告诉他们，他们现在处于失重状态，正在升入太空，踏向通往宇宙尽头的旅程。你可以向他们指出所有在路途中会飘过的东西（黑洞、恒星、银河系等），当他们到达宇宙的尽头时，除了黑暗什么也看不见。现在让他们回过头来看看地球，并逐渐返回地球，让他们滑入大气层，飞向他们的家，降落在瑜伽垫上。

　　时间：8~10分钟

8. 逛公园

教育要素：协调，感官探索，合作，艺术表现，语言开发（所见生物的名称），平衡，与他人和自然的和谐相处，自由选择观察或参与、计划和组织。

道具：体式模型包里面装满适合去公园的玩具动物（如蛇、鱼、狗、猫和各种鸟）卡片，瑜伽垫，草药眼罩，画图纸，记号笔或铅笔，胶带，合适的音乐。

目的：大家围成一圈，讨论上课的目的。这节课的目的是去公园旅行，了解和尊重自然世界。孩子们计划如何到达那里，决定带什么，并讨论他们可能会看到什么，以及如何在尊重自然的同时享受大自然。

时间：5~10分钟

热身：让孩子们躺在瑜伽垫上，假装睡觉，然后播放音乐叫醒他们（如披头士乐队的《太阳出来了》），让他们迎接新的一天。把伸展运动和拜日式串联起来，让他们模仿你的体式，然后假装穿好衣服，让他们像果冻一样摇晃，抖掉身体的僵硬。创建持续整个歌曲长度的串联体式。

时间：4~5分钟

连接：交通堵塞。告诉孩子们，他们正在乘坐汽车（如果这是他们选择的出行方式的话），让他们坐在瑜伽垫上，腿伸向前面——让他们假装坐在车里，系好安全带，发动引擎，朝圆圈的中心驶去，然后（通过调整臀部）走到一起，并把脚放在圆圈的中间。问他们怎样才能摆脱这场交通堵塞，让他们按喇叭，然后回到自己的瑜伽垫上。最后终于到了公园，把车停下来，下车。

时间：大约5分钟

活动：公园探险。在房间中央为每个孩子放一个呼啦圈，从体式模型包中取出动物卡片，放在每个呼啦圈的中心；让全班一起组成公园里的火车，形成一条长龙线，后面孩子的手放在前面孩子的肋骨上（播放像凯莉·米洛格的《火车头》这样的音乐）；让孩子们在这条铁路上穿过公园（绕呼啦圈移动），并请他们在暂停音乐时停下来，在每一次暂停时都请他们跑到一个圈里，摆出圈里动物卡片对应的体式，给他们时间来完善自己的体式，并在需要的时候帮助他们，然后告诉他们跳上火车，继续听音乐。这样重复5~6次，每次音乐停下来，让他们去一个新的圈里，这样他们就会摆出各种各样的体式。当你觉得时间足够了可以停止播放音乐，请他们回到自己的瑜伽垫上，因为是时候离开公园了。让他们找到他们的车，发动汽车，驶出停车场，把车停在他们家里——坐在他们的瑜伽垫上。

时间：大约10~15分钟

呼吸：清凉呼吸法 。教他们一个有清凉感的呼吸法。让他们想象在喝柠檬水。让他们讨论在公园里看到的动物，天气是怎样的，看到了什么样的树，等等。孩子们会有很多话要说。

时间：大约5分钟

手工制作：脚趾图片。用胶带把画图纸贴在墙上（12个孩子=12张纸，每张纸之间留有距离）离地面30厘米左右的地方；准备好随时可用的记号笔或彩色铅笔，让孩子们画他们今天在公园里看到的东西；可以让他们仰躺在地上，把记号笔放在脚趾之间，用脚画画，他们会喜欢的，有的孩子也可能会用手来画画。鼓励讨论，因为他们在纸上重现了他们的经历，在这个时候，猫头鹰乐队的《萤火虫》是一首很好的歌曲。

时间：大约10分钟

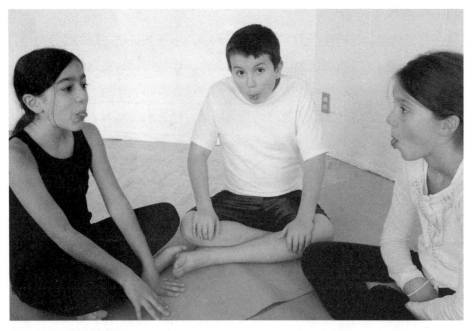

图1.13　清凉呼吸法

冥想：让孩子们回到各自的瑜伽垫上。可以调暗灯光，分发草药眼罩给想要的孩子。告诉他们平躺，身体放松，就像黄油涂在烤面包上一样，把自己融化在瑜伽

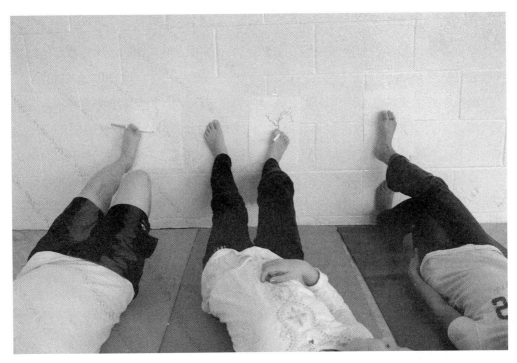

图1.14　脚趾图片

垫上。告诉他们，他们的身体变得像空气一样轻，他们现在坐在魔术地毯上飘浮在公园的上方，俯视他们所经历的这一天。让他们想象在公园里看到的东西，想象这些东西是如此真实，以至于能够伸手触摸到它们。播放轻松的音乐（如詹姆斯·布伦特的《你很漂亮》），告诉他们，现在是他们静下来享受的时候。

时间：大约5分钟

感恩：让孩子们逐渐走出冥想，请他们动动手指、脚趾、手臂、腿等，告诉他们把膝盖靠近胸部，给自己一个大大的拥抱，翻滚着坐起来，最后以坐姿坐好，做一个手印（如手放在心轮）。解释他们如何感谢与朋友分享的这段很棒的瑜伽经历。重复"namaste"，安静而平和地结束这节课。

时间：5~10分钟

9. 我们的地球

教育要素：感官探索地球构造、丰富语言、自由活动、满足秩序需要的活动逻辑顺序、艺术表现。

道具：蓝色和绿色的围巾，蓝色和绿色的黏土模型，小的硬纸板或首饰盒盖子（可选），陆地和水域各种形态的图片，一个地球仪，一个会充气的塑料地球仪（可选），气球，音乐，瑜伽垫，钟，足部滋润露（可选），草药眼罩（可选）。

目的：用平常的方式召集孩子们，欢迎他们参加瑜伽课。开始一场关于地球的对话。提到地球是由2/3的水和1/3的陆地组成的，可让孩子们通过地球仪观察水域和陆地，并让他们告诉你陆地在哪里，水域在哪里。也可以让他们在地球仪上指出居住的地方，鼓励讨论。

时间：5~10分钟

热身：邀请孩子们摆一些生活在水中的动物体式，他们会告诉你一些动物，如鱼、鳄鱼或青蛙；然后让他们做一些生活在陆地上动物的体式，建议做狗、猫或牛的体式，将这些体式串联到一起。

时间：5~10分钟

连接：传递地球。让孩子们围成一圈。如果已准备的话，拿出塑料充气地球仪，也可使用气球。告诉孩子们，气球就是地球，每个人都必须共同努力才能保护它。把它传遍整个圆——孩子们只能用他们的脚或肘部来传递它，而气球不可接触地面。可以加入你自己关于如何传递地球的方式。

时间：5~10分钟

活动：陆地和水域的形成。将孩子分成两组，一组扮演陆地，一组扮演水。给扮演水的孩子们分发蓝色的围巾，给扮演陆地的孩子们分发绿色的围巾，稍后可以互换角色。告诉他们陆地是静止的，水在陆地周围缓慢地或迅速地流动，水流的速度取决于天气。如果孩子们愿意的话，他们可以在自己的地盘上练习平衡。几分钟后，拿出一张画岛屿的卡片，告诉孩子们他们要做这个造型——所有扮演陆地的孩子们聚在一起组成这个岛屿，所有扮演水的孩子们在他们周围流动。告诉他们，岛屿是被水包围着的一片陆地。然后可以给他们看湖泊的照片，并让他们用自己的身体展示出来。继续向他们展示地球不同形态陆地和水域的图片，如海湾、海峡、地峡、地角和半岛。通常，孩子们都很喜欢用自己的身体模仿这些地形。然后孩子们

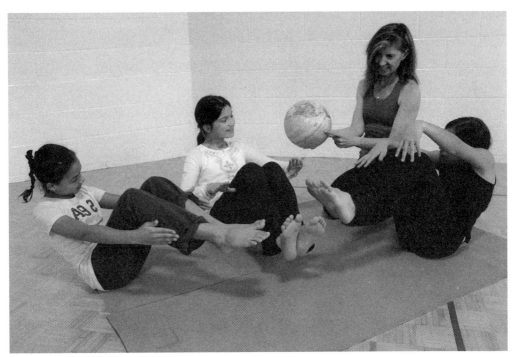

图1.15 传递地球

可以互换角色，再做一次。

　　时间：大约15分钟

　　手工制作：Terra形式。邀请孩子们制作一些他们今天学到的陆地和水域的形态，把这些卡片摊开，让孩子们可以看到。孩子们可以使用绿色和蓝色黏土模型，建造陆地和水域。还可以让孩子们用蓝色的黏土填满小硬纸板或首饰盒盖子，然后用绿色的黏土在其上建造一个岛屿。孩子们可以选择他们最喜欢的陆地和水域形态来制作和保存。

　　时间：10~15分钟

　　双人瑜伽：划船。给孩子们介绍"划船"的体式，并为他们分组（见附录"双人瑜伽"）。

　　时间：大约5分钟

　　冥想：敲响钟、颂钵或锣，让孩子们舒舒服服地躺在瑜伽垫上休息，给需要的孩子草药眼罩，把灯光调暗，播放非常柔和的音乐，使他们沉入瑜伽垫里，轻轻地呼吸。告诉孩子们，他们现在正乘坐热气球进行环球旅行，站起来的话会感到失重。他们在鸟儿旁边滑翔，在树木和建筑物上飞行；气球上升，穿过云层，位于云层的上方，感觉到太阳照下来，身体暖和起来；他们看见远处正在下雨，俯瞰陆地、海洋、岛屿和湖泊。继续为孩子们的气球之旅添加你自己的元素。

时间：8~10分钟

10. 假期

教育要素：优雅与礼貌、合作、感官探索、语言发展、自由活动、满足秩序需要的活动序列。

道具：各种彩色的扭扭棒（毛根）并切成长、中、短三种长度，骰子，体式模型包，瑜伽垫，锣、钟或颂钵，音乐，书（简·费恩利的《小罗宾的圣诞背心》）；足部滋润露（在假期里薄荷味的是很好的选择）；草药眼罩（可选）。

目的：欢迎孩子们来到瑜伽课堂，让他们在瑜伽垫上放松。开始和他们讨论假期，可以谈论圣诞节、光明节（译者注：以色列犹太人节日）、宽扎文化节（译者注：非裔美国人的节日，源自非洲收获节）以及他们提出的其他庆祝节日。问问他们，为什么人类要庆祝这些节日，并谈论对他人的善意，告诉他们今天的目的是将善意带给别人。

时间：**5~10分钟**

热身：从体式模型包中取出几个新体式，把它们串联到一起，让学生跟随着一起做。演示新体式，并将它们加入到串联体式中。

时间：**5~10分钟**

连接：装饰圣诞树。让孩子们坐成一圈，面前放一棵塑料圣诞树和一袋装饰品，如果愿意的话，你可以把装饰品先挂在其他物品上。告诉孩子们，他们必须一起来装饰这棵树。把第一件装饰品传递第一个孩子，可以用脚握住传递。让他们用同样的方式绕圈传递，直到装饰品回到你的身边，然后把它放在树上。传递下一个装饰品，这一次可以把它夹在脚踝之间传递，以此类推。在传递完所有的装饰品之后，这棵树便装饰好了。

时间：**大约10分钟**

活动：掷骰子。拿出一个骰子扔出去，告诉孩子们，他们扔到的数字是几，他们就要做出几个体式。例如，如果它显示为"3"，选择三个喜欢的体式并做出来，然后把骰子传给下一个孩子，骰子传递一圈。如果他们喜欢的话，其他孩子可以重复之前孩子做过的动作。

时间：**大约10分钟**

呼吸：给予式呼吸。告诉孩子们，本着给予的精神，也就是感恩节的意义，他们要去练习一种叫作"给予"的呼吸方式。让他们直背盘腿坐。演示如何进行这种

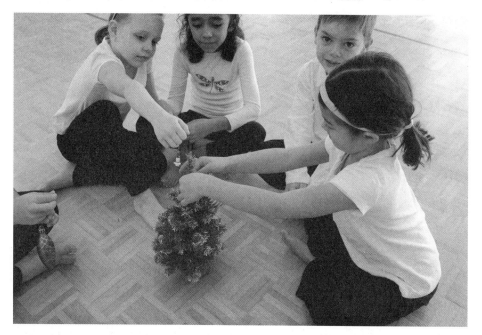

图1.16　装饰圣诞树

呼吸：手掌向上，放在膝盖上，吸气时，将一只手掌举高至胸部；呼气时，将手掌放至心轮位置；再次吸气时，使那只手保持在胸部水平，远离你的身体；再次呼气时，把它放回膝盖上。现在，练习另一只手，遵循同样的顺序。让孩子们模仿你练习一分钟左右，然后和孩子们讨论他们是如何像呼吸一样把善和能量汲取到自己心中的。这是一个非常基础的、平静的呼吸练习。

时间：大约5分钟

手工制作：假日雪花。使用预先切好的银色、白色、红色和绿色（或任何其他的颜色）的扭扭棒，把已经做好的给孩子们看，让孩子们自己制作节日雪花。他们可能需要相互帮忙将扭扭棒缠绕在一起，这时候年龄大一点的孩子可以帮助年龄小一点的孩子。雪花完成后，孩子们可以和它们一起在房间里走动，假装它们是飘落在地上的雪花。

时间：15分钟

书：简·费恩利的《小罗宾的圣诞背心》是一个精彩的假日故事，它强调了真正的给予精神，和孩子们讨论这个故事。

时间：大约10分钟

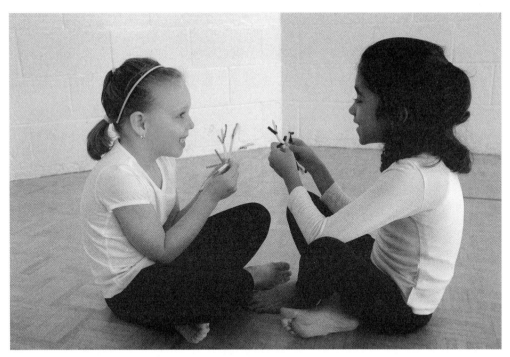

图1.17　假日雪花

　　冥想：请孩子们躺在他们的瑜伽垫上，把灯光调暗，以便他们能放松自己。当他们闭上眼睛的时候，告诉他们注意自己的呼吸，让呼吸变得柔和均匀，注意自己的肚子在吸气时上升，呼气时下降。此时开始讲一个在世界各地传播和平的故事。你可能会说："假装你内心的能量正在扩散，它是一束美丽的白光，照耀到一个住在很远地方的孩子，这个孩子非常需要你的能量。然后这个孩子把能量传递给世界上的另一个孩子，让这个孩子接受它，它从一个孩子到另一个孩子身上，让这些孩子充满光明和善良。最后，我们世界上所有的孩子都被联系在一起。"

　　时间：8~10分钟

11.神奇的花

教育要素：注重环境保护、感官探索、语言发展、自由活动、艺术表现。

道具：陶土制花，瑜伽垫，音乐，足部滋润露（可选），夏威夷花环，钟、锣或颂钵，在小组聊天时需要给孩子们看的花的照片。

目的：让孩子们在自己的瑜伽垫上休息，敲响上课铃，欢迎孩子们来到瑜伽课。拿出几朵真花给大家看，说出它们的名字并讨论它们有多漂亮，强调它们如何使地球闻起来很香，它们如何为蜜蜂提供食物，以及孩子们应该如何欣赏它们。让孩子们进一步讨论这件事。告诉孩子们，在这节课上，他们会学到更多关于花的知识。

时间：**5~10分钟**

热身：如果体式还没有做的话，介绍莲花坐及捕蝇草式。展示这些体式，让孩子们练习。请他们把自己想象成微小的种子，逐渐长大，直到破土而出，长得很高，张开花瓣时伸出双臂。然后从这个站立位置继续串联体式。

时间：**5~10分钟**

连接：夏威夷花环。拿出一个夏威夷花环给大家看，讨论一下它的用途和来历。告诉孩子们它是戴在脖子上的。让他们在不使用双手的情况下，把花环传递一圈——从一个人的脖子传递到另一个人的脖子。孩子们玩得开心之后，把花环放在一边，请他们坐在瑜伽垫上，告诉他们要做一朵"人类莲花"。以"V"形坐在垫

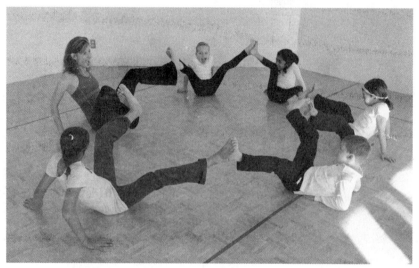

图1.18　围成莲花

子上，每个人都尝试着把自己的脚和下一个人的脚连接起来并试着手牵手。一旦连接成功让孩子们把脚抬起来，同时和身边小伙伴的脚依然连在一起，抬向天空，就好像他们是一朵莲花的花瓣。告诉他们需要依靠身边的人来帮助他们保持平衡。一起做一个巨大的莲花。

时间：大约10分钟

活动：记住你的搭档。让孩子们在房间里散开，邀请他们玩"记住你的搭档"的游戏。当音乐响起时，请他们跳舞和走动；当音乐停止时，他们需要找到离自己最近的人，一起做一个他们刚学到的双人瑜伽体式。每次都和不同的孩子做三种双人瑜伽体式。当音乐再次停止时，孩子们要找到和他们一起摆过某种体式的搭档。例如，划船，然后再做一次。继续往前走，直到孩子们重温他们所有的老搭档。这是一个有趣的记忆测试。

时间：10~15五分钟

手工制作：莲花。让孩子们坐下来放松一下，给他们讲一个关于莲花的故事。给他们看一张莲花的照片，告诉他们，在瑜伽的世界里，莲花是非常重要的。因为它代表了每个人在生活中经历的旅程，莲花在非常黑暗和泥泞的池塘底部开始了它

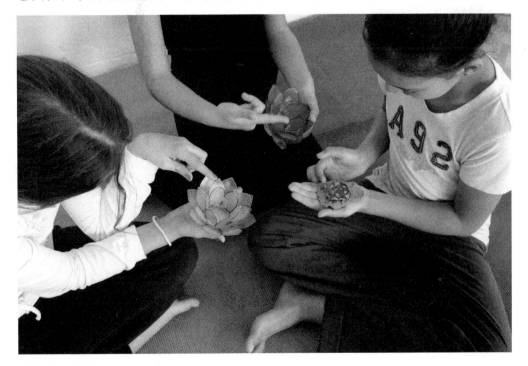

图1.19　莲花

的生长；它非常努力地生长，需要花费很长的时间才能到达水面；最后，如果莲花努力的话，它就会浮出水面，阳光照在花蕾上，它张开花瓣，完成了它的旅程。每个人在生活中都有相似的经历。

然后邀请孩子们自己做莲花。花瓣采用不同颜色的黏土模型制作，底层采用绿色黏土模型。提前为孩子们制作一个莲花作为示范。

时间：10~15分钟

双人瑜伽：双人树式。选择一个孩子来展示树的体式，让孩子们结对，自己尝试这个体式（参考附录"双人瑜伽体式"）。

时间：大约5分钟

冥想：邀请孩子们躺在自己的瑜伽垫上，敲钟，调暗灯光。给需要的孩子涂抹足部滋润露。告诉他们注意自己的呼吸，让呼吸变得柔软和缓慢，让身体平静下来；告诉他们，他们现在是莲花，正沉睡在莲叶上，全身都很柔软。他们正在参观一座美丽的花园，能看到其他所有的花。首先，他们看到了一朵红色的大玫瑰，有着闪亮的深绿色叶子；然后，继续往前看，看到一朵白色花瓣的雏菊，中间是柔和的黄色。继续这个故事，让孩子们体验不同的花。静一静，然后敲钟。

时间：5~10分钟

感恩：让孩子们伸展身体，慢慢地翻滚，然后回到坐姿。让他们闭上眼睛注意自己内心的感受，一两分钟后，请他们默默地感激他们每天在自然界中所看到的一切美丽，并珍惜它们。重复"namaste"，结束。鞠躬。

时间：5~10分钟

12.神秘

教育内容：感官探索、丰富语言、自由活动、运动的协调和完善、合作。

道具：钟、锣或颂钵，用于做游戏的物品（如橡皮、棉球、硬币、钥匙、肥皂、贝壳、叶子、铅笔），为每个孩子蒙上眼睛的眼罩，体式模型包，长绳，瑜伽垫，足部滋润露（可选），草药眼罩（可选），音乐。

目的：当孩子们在他们的瑜伽垫上安顿下来后，欢迎他们参加瑜伽课。告诉孩子们，今天他们将弄清楚一些神秘的东西，而且，他们今天不会用眼睛来解开谜团，所以必须相信自己的感官，如触觉，他们今天也必须相互信任和依赖。

时间：5~10分钟

热身：邀请孩子们热身。可以由四脚板凳式开始，把双手和双腿分开与肩同宽放在瑜伽垫上；然后做一些串联体式，包括他们熟悉的体式。

时间：5~10分钟

连接：相信我，跟我走。给每个孩子一个眼罩，拿出一根长长的绳子，告诉他们要连接在一起——蒙着眼睛拿着绳子去散步。帮他们戴上眼罩，扶着绳子站成一排。告诉他们，想象自己正在跨过一个大水坑，爬上一座大山，或者跳过一条河；让他们注意路上的各种气味，如鲜花或松树，问他们能闻到什么；让他们在房间里走来走去。不喜欢蒙眼罩的孩子可以闭上眼睛。当他们围成圆圈时，请他们谈谈他们走路时所做的事情以及蒙上眼睛的感觉。

时间：大约10分钟

活动1：神秘物品。请孩子们和朋友结对，告诉他们其中一个人会首先成为引导者，另一个孩子会被蒙上眼睛。给引导者四件物品（如硬币、钥匙、橡皮、棉球），让他拿给被蒙住眼睛的孩子，可以让被蒙住眼睛的孩子拿着物品识别。当他们完成猜测时，互换角色，给新引导者一些新的物品（如肥皂、贝壳、叶子、铅笔），这样第二个孩子就也可以进行有趣的猜测了。

时间：大约10分钟

活动2：蝙蝠、虫。邀请孩子们玩"蝙蝠、虫"的游戏，讨论蝙蝠如何利用听觉而不是视觉来识别猎物（回声定位）。一个孩子被蒙上眼睛站在圆圈中间，他就是"蝙蝠"，选择两或三个孩子做"虫子"，其余的孩子们手拉手围成"天空"，"蝙蝠"必须利用他的听觉找到这些"虫子"并给它们贴上标签。他说："蝙蝠、蝙蝠", "虫子"都会在圆圈里移动并回答他："虫子、虫子。"每次他说话，"虫子"都必须回答。如果"蝙蝠"走出圈外，孩子们就会低声说"天空"，这样"蝙蝠"就可以改变方向了。当"蝙蝠"抓住所有的"虫子"时，游戏结束。再次选择新的"蝙蝠"和"虫子"，进行下一轮游戏。

时间：10~15分钟

手工制作：神秘板。孩子们可以创作自己的神秘图板，用胶水把他们在神秘物品游戏（活动1）中使用的一些物品固定在画图纸上。之后，他们也可以把完成的作品带回家和家人一起玩。给他们四五件物品粘在纸上。

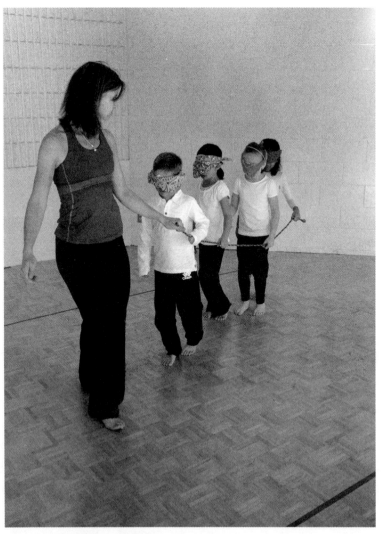

图1.20　相信我，跟我走

时间：**5~15分钟**

双人瑜伽：台式和幻椅式。把台式和幻椅式介绍给孩子们，一个孩子当作椅子，另一个孩子当作桌子，作为椅子的孩子应该把自己"塞进"桌子里。让孩子们互换角色（见附录"双人瑜伽体式"）。

时间：**5~10分钟**

冥想：把孩子们聚集在瑜伽垫上进行最后的放松，让他们躺下闭上眼睛，把灯调暗，播放柔和的音乐，让他们平静下来，想象一下自己正融化在瑜伽垫里。告诉他们，他们在探索一片茂密的森林，闻起来像春天的气息，还有鸟儿啁啾的声音。感觉树枝在脚下"噼啪"作响，触摸带有露水的叶子，倾听动物发出微小的声音。问问他们看到这些动物了吗？它们躲在树后吗？也许洞里或木头里有只兔子。告诉他们去闻一闻森林里新鲜空气的味道。

继续这个故事，然后邀请孩子们离开森林，回到他们自己的地方——他们房间的瑜伽垫上。

时间：**8~10分钟**

感恩：让孩子们伸展身体，慢慢地翻滚，然后回到坐姿，可以使用高楼手印。请他们闭上眼睛，注意自己的感受。感谢自己的眼睛，使他们能看见；感激鼻子，使他们能闻到；感谢舌头，使他们能品尝；感谢耳朵，使他们能听到；最后是手指，使他们能触摸，这就是他们体验世界的方式。重复"namaste"，结束。彼此鞠躬。

时间：**5~10分钟**

13. 骨骼

教育要素：通过感官探索学习解剖学概念，运动，语言和艺术表现，优雅、礼貌和合作的发展。

道具：可拆卸的塑料骨架；用小木线轴制成的脊柱；瑜伽垫；音乐；足部滋润露（可选）；草药眼罩（可选）；一张大纸，孩子们可以在上面画出他们的身体；记号笔或彩色铅笔；书（鲍勃·巴尔纳的《可爱的骨骼》）。

目的：引导孩子们到他们的瑜伽垫上，欢迎他们参加瑜伽课。告诉他们，对于这节课，他们要想象一个水珠精灵的样子。孩子们会喜欢这个的。问问他们，水珠精灵的身体里面需要什么才能更像人类，能够做瑜伽。告诉他们，它需要骨骼才能成形。然后传递观察木制的"椎骨"。要制作"脊柱"，需要五个左右的空线轴，用橡皮圈穿过它们的中心，并在两端打结把它们紧紧地系在一起。给孩子们解释这个脊柱是他们身体的一部分，它防止人体像黏性物质一样散架。孩子们可以通过木制脊柱来观察它是如何弯曲的。可以多谈谈骨骼，我们的身体里有206块骨。还有人认为骨骼是活生生的组织，我们的身体里有很多类型的骨骼，它们是长的、短的、扁的或不规则的。

时间：8~10分钟

热身：孩子们从站姿开始热身。让他们像果冻在盒子里摇动一样晃动身体。告诉他们，他们的头骨就像大脑的盒子，是骨架中非常重要一个的部分。从体式模型包里取出一些新的体式，介绍给孩子们，有些他们可能从未见到过，再做一个简短的串联。

时间：5~10分钟

连接1：摇晃搭档放松。让孩子们选择搭档，告诉他们，摇晃搭档，就好像搭档体内没有骨头一样。一个孩子躺在瑜伽垫上，另一个孩子站在其旁边，站着的孩子拿起躺着孩子的手臂，轻轻摇一下，躺着的孩子要尽量让自己的手臂放松，这样它就会像果冻一样摇晃。然后，站立的孩子放下搭档的这只手臂，拿起并轻轻摇晃另一只手臂。接下来是腿，一次一条。在这个活动中会有喧闹的笑声。在此之后，孩子们坐在一起，围成一个圆。孩子端坐之后，可以左右摇晃旁边孩子的手臂，自己的手臂也会跟着晃动。告诉孩子们，他们现在制造了一个巨大的水珠精灵！

时间：大约10分钟

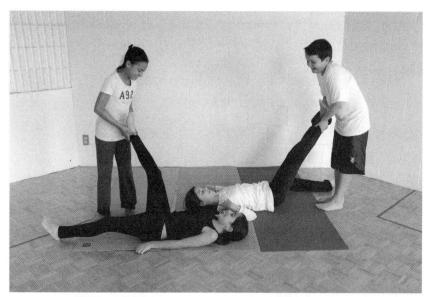

图1.21　摇晃搭档放松

连接2：构建骨架。告诉孩子们，他们必须再次合作，把骨骼放在一起。拿出拆卸的塑料骨架，给每个孩子一块骨骼，当你把每块骨骼分发出去的时候说出它们的名字。告诉孩子们，你需要头骨，有头骨的孩子就把它放在中间，然后要求下一部分，如肋骨、骨盆等，让每个孩子都帮助你构建骨架。

时间：大约15分钟

活动：西蒙说："告诉孩子们，你现在要用身体上所有骨骼的名字来玩一个游戏。"从一个简单的"西蒙说"游戏开始，例如，"触摸你的髌骨"或"触摸你的指骨"。如果孩子们感到舒服，可以加入音乐让他们跳舞。当音乐停止时给他们一个指示，如，"把你的手指放在肋骨上"，或者"把你的手指放在胫骨上"。

时间：10~15分钟

手工制作：画身体。这种手工制作需要一大张纸，美术用品商店有卖。在地板上给每一对孩子铺一张大纸，让孩子们合作，一个孩子躺在纸上，另一个孩子用记号笔沿其身体周围画轮廓。年幼的孩子可以只描绘出他们的躯干。作为模型，展示你之前制作的塑料骨架。然后，他们就可以在自己描绘的身体图像上画出那具骨架或其中的一些骨骼。如果他们愿意，还可以给骨骼涂上颜色。记住，要不断地向孩子们复述骨骼的名称。

时间：大约15分钟

书：如果时间允许的话，读读鲍勃·巴尔纳的《可爱的骨骼》。

时间：5~10分钟

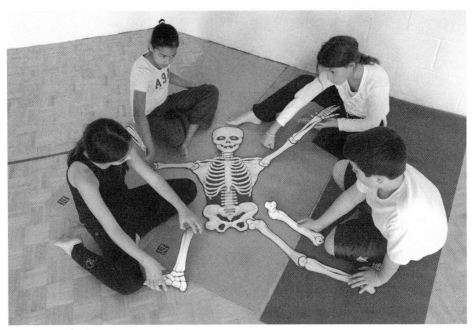

图1.22 构建骨架

冥想：邀请孩子们躺在瑜伽垫上休息放松，调暗灯光，让他们闭上眼睛，轻轻地呼吸，身体放松然后沉入瑜伽垫。首先要说："注意你的脚趾，感受它们的感觉。现在，动一动你的脚——注意脚的感觉并感受它。"然后是脚踝、腿、臀部、腹部等，直至全身各部位被提及一遍。慢慢地，提到你在课堂上讲过的一些骨骼的名字，最后到达头骨顶端，然后让他们放松整个身体。

时间：8~10分钟

感恩：让孩子们伸展身体，慢慢地翻滚，然后回到坐姿。请他们闭上眼睛，默默地感激他们强壮的身体和强壮的骨骼，请他们对自己的健康和锻炼身体的能力心存感激。重复"namaste"，结束。互相鞠躬。

时间：5~10分钟

14. 声音和文字

教育要素：通过感官探索和运动丰富语言，体现优雅、礼貌、合作、自我照顾。

道具：一组纸板字母的集合，包括用来拼出简单单词的最常用的字母；书（亨利·霍恩斯坦的《摄影师的字母表》）；瑜伽垫；音乐；足部滋润露（可选）；钟、颂钵或锣；草药眼罩（可选）。

目的：邀请孩子们坐在他们的瑜伽垫上，欢迎孩子们参加瑜伽课。谈论你是如何知道他们都喜欢书的，他们正在阅读书中的精彩单词，以及这些单词是如何由字母组成的，以及字母是如何发音的。让他们告诉你一些字母及其发音。告诉他们，要用这些字母和声音做瑜伽。

时间：5~10分钟

热身：问孩子们是否可以用身体做几个字母，尝试从C和O开始。孩子们会有很多想法，给每人一个机会。然后让他们跟着你做串联体式。

时间：8~10分钟

连接：字母连接。告诉孩子们，你要玩一个字母连接的游戏，他们需要共同努力拼出单词。给他们每人一个小小的字母纸板，每个孩子都会得到一个不同的字母。喊出一个词，如"猫"（cat），接问他们"猫"的第一个字母是什么，抱着

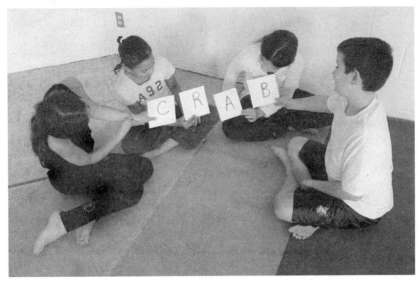

图1.23　字母连接

C的孩子会把它带到前面；问他们"猫"的下一个字母是什么，有A的孩子会站出来；最后，拿着T的孩子会站出来，他们可以在地板上拼出这个词。现在给他们一个新单词，如"狗"（dog）或"鸟"（bird），确保每个人都有拼写单词的机会。年纪较大的孩子们可在游戏中帮助年龄较小的孩子。

时间：10~15分钟

活动：字母代表的体式。播放一些有趣的音乐，孩子们可以在房间里随心所欲地跳舞。停止播放音乐，大声喊出一个字母，如A。问他们："以字母A开头的单词，我们能做什么体式？"孩子们可能会喊出"短吻鳄"（alligator）这个词，然后做鳄鱼体式，在体式模型包中标记出它。或者，他们可以创作自己的新体式，如"苹果"（apple），他们会用自己的身体做出苹果形状。当你继续这个游戏的时候，让孩子们可以自由享受地摆出各种体式。在几个字母后，孩子们可以回到他们的瑜伽垫。

时间：10~15分钟

书：亨利·霍恩斯坦的《摄影师的字母表》。

时间：大约10分钟

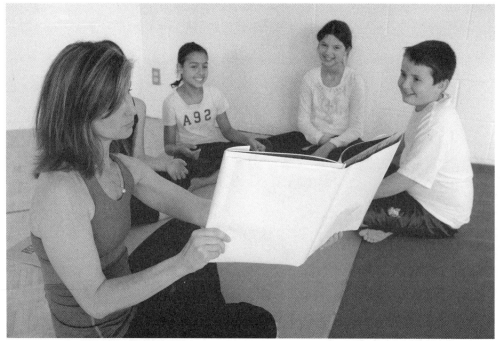

图1.24　读《摄影师的字母表》

双人瑜伽：岩石上的蜥蜴。给孩子们介绍蜥蜴，摆出它在石头上的体式。告诉他们蜥蜴正在阳光下晒太阳。在这个体式中，一个孩子是石头，另一个孩子是蜥蜴（见附录"双人瑜伽体式"）。

时间：**5~10分钟**

冥想：让孩子们躺在瑜伽垫上，闭上眼睛放松；把灯光调暗，播放柔和的音乐。告诉他们要在瑜伽垫上穿过动物园，这是一个特殊的动物园，它是"字母表动物园"。当他们进入动物园时，第一个笼子里有一只鳄鱼，它有绿色的鳞；接着他们来到熊的身边，熊毛茸茸的；在他们的旅途中，他们依次经过眼镜蛇、海豚、大象等。带领孩子们参观这个动物园，让他们想象经过的动物的样子。然后告诉他们，是时候离开了。在动物园度过漫长的一天后回到家中，回到他们的床上。轻轻地敲钟。

时间：**10分钟**

感恩：让孩子们慢慢地翻过身来，回到坐姿；闭上眼睛，停顿1分钟；让他们注意自己的感受。让他们默默地感谢今天在一起的时光；感谢他们从阅读故事和书籍中学到的一切；感谢他们正在学习阅读，通过阅读，可以学到很多东西。重复"namaste"，结束。互相鞠躬。

时间：**5~10分钟**

15. 形状和数字

教育要素：满足儿童对秩序需求的活动序列、自由活动、对数字和形状概念的感官探索、丰富语言。

道具：供儿童使用的纸张或记号笔，形状剪纸（三角形、方形、五边形等），钟，草药眼罩，音乐，瑜伽垫。

目的：让孩子们聚在一起，欢迎他们参加瑜伽课。解释今天将谈论形状和数字。当你和他们讨论的时候，问他们是否可以说出一些他们知道的形状，告诉他们数字在这节课上也很重要。

时间：5~10分钟

热身：让孩子们结成对。给每对孩子分配一个数字，让每对孩子躺在地板上，用自己的身体来展示自己的数字。

时间：5~10分钟

连接1：传递压力。手拉手围成一圈，让孩子们互相帮助，让你的能量四处流动，然后回到你身边。捏住你右边孩子的手，他或她继续挤压其右手边孩子的手，以此类推。然后由孩子们开始传递能量。你也可以通过让孩子们"传递姿势"来让游戏更有趣：对一个孩子悄声说一个体式，然后将这个体式传递一圈，最后一个听

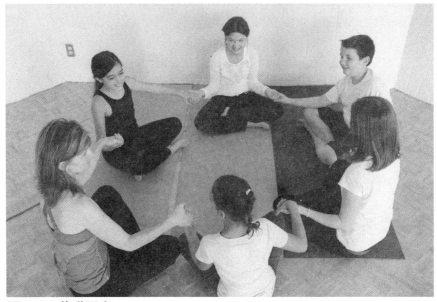

图1.25　传递压力

到它的孩子为大家摆出这个体式。这是电话游戏的小变体。

时间：8~10分钟

连接2：数字接龙。让孩子们一起坐着或站着围成一个圆，告诉他们要开始做体式了。第一个孩子喊数字1，在他或她的垫子上随意做一个体式；第二个孩子喊数字2，做第一个孩子的体式并加上他或她自己的一个体式；数到较大的数字时，孩子们可以互相提醒彼此的体式。这是很棒的记忆练习！

时间：5~10分钟

连接3：摆造型。告诉孩子们，他们将一起用自己的身体塑造形状。让一个孩子非常笔直地躺在地板上，接着让第二个孩子躺在第一个孩子的旁边，双脚或头部连接形成一个角度，然后让第三个孩子加入前两个孩子，躺下并连接他们把这个角变成一个三角形。继续以这种方式创建正方形、五边形、六边形等。在创建形状时请孩子们记住这个形状名称并让他们数它的边数。

时间：5~10分钟

活动：你的电话号码是多少？给每个孩子发一张写有数字的纸条，并摆出一组体式卡片。然后，孩子们根据纸条上的数字拿到相应数量的体式卡片。当孩子们都

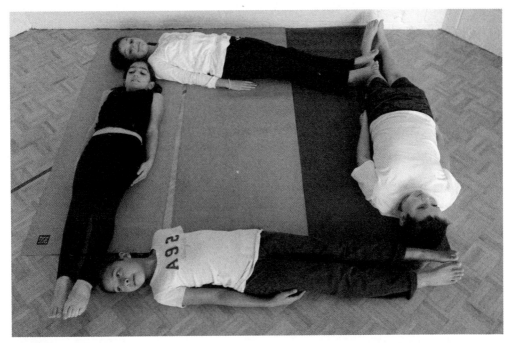

图1.26　摆造型

在房间周围的垫子上坐好后，请他们把卡片和数字留在垫子上，然后他们可以做自己的体式，做完之后，播放音乐，让他们在房间里走动或跳舞。停止播放音乐，让他们选择一个新的瑜伽垫去做他们看到的相应数量的体式。继续做下去，直到孩子们经过了几个垫子。

时间：**10~15分钟**

呼吸：请孩子们回到他们的瑜伽垫上放松一下。让他们做倒计时呼吸（countdown breath）。闭上嘴，用鼻子吸气，数到5时暂停，然后呼气时倒数数字。重复几次让他们放松下来，然后问他们感觉如何。

时间：**大约5分钟**

手工制作：形状。给每个孩子发3~4个多边形剪纸，让孩子们在纸的一边写下每个剪纸的边数，并在另一边写下每个多边形的名字。

时间：**大约10分钟**。

冥想：让孩子们躺下，调暗灯光，给他们提供草药眼罩，播放舒缓的音乐。让他们闭上眼睛，轻轻地呼吸，身体完全沉进瑜伽垫里。向他们解释说太阳正温暖地照在他们身上，让他们感受到阳光正在温暖他们的脸，照在他们的脖子、肩膀和手臂上；感受阳光每一次照在手上，甚至每根手指上；现在他们应该感觉到阳光直射到心，让他们敞开心扉，现在胸口和腹部也能感觉到了。他们应该能感受到阳光的移动，从腿到膝盖，一直到脚踝、脚，甚至脚趾，感受脚趾在炎热的阳光下被晒的刺痛。现在太阳更明亮了，照亮了他们的全身，渐渐地，太阳开始下落了。让他们在心里看着太阳在天空中慢慢下沉，观察它是如何变成不同颜色的——黄色、橙色、红色和粉红色。太阳会继续下沉，只能看到一半在地面上；它越来越低，现在只能看到它留下一束微光，这一天终于过去了。告诉他们放松，明天太阳会再回来的。

时间：**8~10分钟**

感恩：轻轻地敲钟，结束冥想。让孩子们伸展身体，慢慢地翻到一边，回到坐姿，闭上眼睛把手放在心轮上。让他们注意自己的放松程度，默默地感谢所有保障他们生命安全的人——警察、消防队员、协管员、老师和父母。让他们想想其他让他们感到安全的人。重复"namaste"，结束。鞠躬。

时间：**5~10分钟**

16. 森林生活

教育要素：植物和动物的感官探索、丰富语言、了解秩序、自由活动，运动的平衡和完善。

道具：瑜伽垫，钟、颂钵或锣，装物体的包，书（埃米·麦克唐纳的《小海狸与回声》），桌垫和书，用作睡莲叶子和石块的材料（你手边的任何东西都可以），音乐，围巾或丝带。

目的：欢迎孩子们来到瑜伽课堂，让他们坐在瑜伽垫上。告诉他们今天要去森林旅行，他们会在那里看到不同动物的栖息地。问问他们是否认识生活在森林里的哺乳动物，那里生活着什么样的爬行动物、两栖动物，等等。孩子们会告诉你他们在森林里的各种徒步旅行和探险经历。

时间：**5~10分钟**

热身：告诉孩子们，森林里经常有很多蚊子，他们应该在旅行时喷上一些防蚊虫喷雾。然后给他们展示蚊子的体式——他们可能还没见过，让他们跟着做。然后引导他们做一些小的串联体式，包括他们可能在森林中发现的几种动物体式。

时间：**5~10分钟**

连接：森林风暴。请孩子们站成一圈，分成两组，一组扮演树（他们可以想象自己要成为哪种树，如枫树或榆树），接着让他们做出树式。另一组孩子扮演风，如果他们愿意，他们可以戴上丝带或围巾；因为他们是吹过树木的风，要在房间里转来转去。讲一个关于森林暴风雨的故事。风首先开始轻柔地吹过森林，然后越来越快，导致树木来回摇摆；风越来越大，几乎把它们吹倒了；然后，树决定走到一起，互相支持（扮演树的孩子们都可以携手合作），他们的合作拯救了自己，风现在不能伤害他们，暴风雨也就平息了。最后让孩子们互换角色。

时间：**8~10分钟**

活动：过河。邀请孩子们练习他们已经学到的一些平衡体式（如鹤式、树式和鹰式）。然后，用睡莲叶子和石块（不同颜色的垫子）规划出一条小径。告诉他们要过河到绿草如茵的河岸，但为了做到这一点，他们必须走在石块和睡莲叶子上，这样才不会掉进河里。如果他们掉下来，可以游回来重新开始。睡莲叶子是安全的，所以他们可以站在上面休息，但当他们踩在石头上时，他们必须做自己选择的平衡体式，然后跳到下一个睡莲叶子上。站在一旁的孩子们可以扮演河中不同的动物（如鱼、青蛙）。孩子们可以分几次过河。

　　时间：10~15分钟

　　呼吸：风吹池塘式呼吸（wind on the pond breath）。孩子们坐在一起形成一个池塘，双手如下图所示叠放，五指弯曲，手肘放在膝上，让他们想出一个困扰他们或者令他们不高兴的事。告诉他们吸入能量，在每次呼气的时候，不快乐的思想会随着呼气滑入池塘。最后，一个深的呼吸将吹走池塘里所有的负面想法。鼓励孩子们有负面想法时这样呼吸，这是非常令人宽慰的。

　　时间：大约5分钟

　　书：埃米·麦克唐纳的《小海狸与回声》。这本书将帮孩子们重温在这堂课上练习的一些体式，他们可以在听故事时演示这些体式。

　　时间：5~10分钟

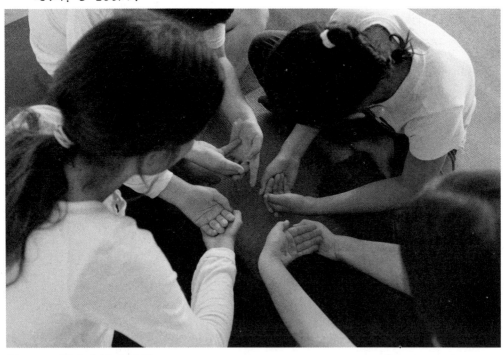

图1.27　风吹池塘式呼吸

　　双人瑜伽：扭转和伸展。请孩子们坐下来，和搭档一起做这个体式（见附录"双人瑜伽体式"）。孩子们盘腿坐在他们的搭档面前，膝盖互相接触，都把右手放在背后，互相抓住对方的左手，深呼吸，当他们呼气时，扭转身体远离搭档，眼睛看向对方的右肩。

时间：5~10分钟

冥想：敲响你的钟、锣或颂钵，把灯光调暗，让孩子们在瑜伽垫上放松一下，播放宁静的音乐，请他们放松并闭上眼睛。告诉他们，他们正在陷入温暖柔软的睡莲叶子。现在，他们沿着先前通过的那条河顺流而下，他们会看到所有生活在森林里的动物，动物们都来到河岸迎接他们。他们首先看到青蛙在水里跳起来，然后下潜；看见下面有鱼，还有小鳄鱼从水里探出头来。在这次小河旅程中加入自己的元素，包括天气、空气的感觉等。最后，把他们带回河岸，让他们从睡莲叶子滚到温暖的草地上。

时间：8~10分钟

感恩：敲钟，让孩子们慢慢伸展身体。他们可以把膝盖放到胸前，给自己一个大大的拥抱，然后翻滚回到坐姿，给他们介绍一个新的手印——金星手印（参考附录"瑜伽手印"）。

告诉他们这个手印能让他们感受到温暖和爱。让他们默默地感激周围有那么多干净美丽的森林，那是人们共同努力维持、保护的。正因为如此，那些动物才能继续安全地生活在那里。

时间：5~10分钟

17. 闻、摸、听

教育要素：通过动作和感官探索识别概念、丰富语言、混合年龄组的好处（年龄较大的孩子可协助年龄较小的孩子）、协调和完善动作，致力于灌输独立意识的活动。

道具：孩子们较易辨认出气味的物品（如肉桂、柠檬、薄荷等和各种有气味的乳液），书（梅米娜·科坦的《一本关于颜色的黑书》和阿丽奇的《我的五种感觉器官》），音乐，瑜伽垫，钟、锣或颂钵，草药眼罩（可以在瑜伽商店或工作室买到的有香味的小枕头），体式模型包。

目的：邀请孩子们坐在他们的瑜伽垫上，欢迎他们来参加瑜伽课。告诉他们要用他们的五种感觉器官来识别事物，问他们是否知道感觉器官是什么。对每一种感觉器官进行讨论，尽可能多地让孩子们发言。

时间：5~10分钟

热身：邀请孩子们站在他们的瑜伽垫上，告诉他们今天要洗衣服，让孩子们扮演洗衣机，然后启动它。告诉孩子们，他们是机器的一部分。就像洗衣机来回转动洗衣服一样，让他们以越来越快的速度扭来扭去，双臂向两侧挥舞，然后逐渐慢下来直至停止。接着把衣服取出来放到烘干机里，让他们扮演自己是在烘干机里翻来覆去的衣服；孩子们可以到处走动，也可以像一个球在瑜伽垫上来回滚动，还可以以他们认为的任何衣服能移动的方式进行移动。在烘干机旋转结束后，让他们演示拿出并换上干净的衣服。

时间：5~10分钟

连接：体式链接。摆出一些体式模型或体式卡片，让所有的孩子都能看到。请第一个孩子选择一个体式，展示这个体式并保持不动；然后，第二个孩子选择一个体式并演示，但他身体的一个部位必须与第一个孩子身体的某个部位相连接。他们必须要小心，不要破坏彼此的平衡。如果可以的话，他们也可以尝试以某种方式去支撑另一个孩子的体式。孩子们连续摆体式，直到他们排起长队。

时间：8~10分钟

活动1：创建一个乐队。让孩子们尽可能安静地坐成一圈，闭上眼睛。敲钟，让他们倾听声音的整体振动，并试着去感受它；当钟声结束时，让他们注意完全安静的声音。1~2分钟之后，一个接一个地问孩子们在沉默中听到了什么。也许他们

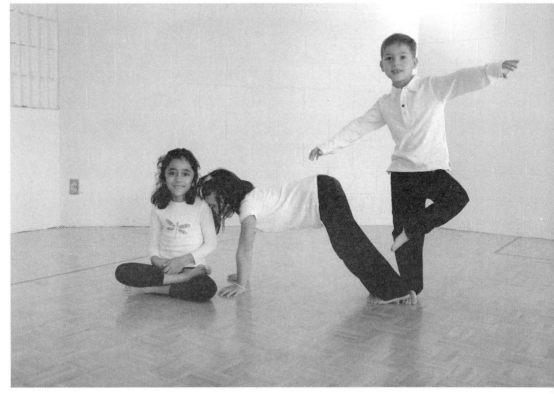

图1.28　体式链接

听到了外面鸟的鸣叫、散热器"嗡嗡"的声音或者汽车在路上的喇叭声。让他们发出听到的声音，当每个孩子都展示了一个声音后，让他们一起发出这些声音，创作一首歌！

时间：8~10分钟

活动2：这是什么味道？告诉孩子们要和搭档合作，试着辨别一些气味。一个孩子蒙住眼睛，未被蒙住眼睛的孩子向搭档展示3~4个有特殊气味的物体，让他猜是什么物体。将"可闻物品"单独放在密封塑料袋中，有很多东西都可以使用（如肉桂、大蒜、胡椒、柠檬、薄荷和各种有气味的乳液）。

一旦蒙上眼睛的孩子猜完一个回合，孩子们交换位置，使用新的物体给孩子猜。

时间：约10分钟

书：梅米娜·科坦的《一本关于颜色的黑书》，这本书的每一页都是黑色的，

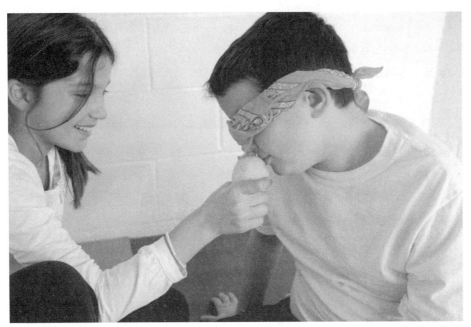

图1.29　这是什么味道?

所以当孩子们听到搭档描述某种颜色时，让孩子们想象一下这种颜色，他们也可以触摸页面。

另外，阿丽奇的《我的五种感觉器官》也是一本关于幼儿感觉器官的好书。

时间：5~10分钟

冥想： 敲钟，邀请孩子们在瑜伽垫上放松休息，调暗灯光。播放舒缓的音乐，让他们闭上眼睛。如果孩子们想要草药眼罩，一定要让他们描述一下眼罩的气味。告诉孩子们要放松，让周围的世界慢慢地溜走。他们现在躺在一片美丽的花丛中，仰望蓝天，让他们注意花的香味。首先看到的是黄色的蝴蝶花，如果把它们贴近皮肤会有黄色的反光映在皮肤上；然后是鲜红的玫瑰，能闻到花朵甜美的香味。带着孩子们在这片花园里旅行，告诉他们这些花的名字，让他们注意花的颜色和气味。最后，他们感到疲倦了，就轻轻地躺在地上，瑜伽垫子带他们回到瑜伽课堂。

时间：8~10分钟

感恩： 敲钟，让孩子们慢慢地活动手指、脚趾，伸展并移动，只要他们觉得有必要，可以翻滚，然后回到坐姿，用手摆出任何一个他们喜欢的手印。让他们默默地感谢这一天和瑜伽课，还应该感激他们的眼睛，帮助他们看到世界上的一切；

感激他们的耳朵，让他们听到美丽的声音；感激他们的舌头，让他们品尝美味的食物；感激他们的鼻子，让他们闻到鲜花的芬芳和雨后的清新；最后是他们的手指和脚趾，可以感受毛茸茸的毛皮和温暖的水。重复"namaste"，结束。鞠躬。

时间：5~10分钟

18. 变形

教育要素：选择自由、秩序、丰富语言、自由活动、艺术表现、手工制作。

道具：长条纸（足够所有孩子用），彩色铅笔，书（露丝·海勒的《不仅仅只有鸡》），音乐，乒乓球，钟、锣或颂钵，羽毛，瑜伽垫。

目的：召集孩子们，让他们坐在瑜伽垫上，欢迎他们参加瑜伽课。向他们解释今天要谈论变形——某物从一种形态开始，然后改变它的形态，变成新的样子。讨论毛毛虫蜕变成蝴蝶的过程，询问他们是否知道有其他生物也经历过这个过程。谈谈蝌蚪变成青蛙，并考虑孩子的其他建议。

时间：5~10分钟

热身：从兔子式（bunny poses）开始，接着让孩子们向天空伸展，做几个向太阳致敬式，最后做一个简短的串联体式。

时间：大约5分钟

连接：移动鸡蛋。让孩子们坐在瑜伽垫上，围成一圈，拿出一个乒乓球，向他们解释这是你的鸡蛋。小心地用呼吸把鸡蛋从一个人吹到另一个人，要小心，不要打破它，让鸡蛋绕完一圈后回到你身边。告诉他们要用轻柔的呼吸，尽量不要用他们的手，他们必须共同努力保护这枚鸡蛋。

时间：大约5分钟

活动1：成长。让孩子们在瑜伽垫上做婴儿式。告诉他们，他们是鸡蛋里的小鸡胚胎，正在漂浮和生长，已经准备好从蛋里出来，变成一只小鸡。让他们像小鸡一样到处走动，然后终于变成了成年公鸡或母鸡。让他们像成年鸡一样到处跑动、抓挠、啄食，享受乐趣。他们可以再试一次，这一次是另一种不同的生物，就像蜥蜴在软壳里，或者蝌蚪在它的果冻蛋里，甚至毛虫幼虫在它的茧里。

时间：大约10分钟

活动2：抓挠时间。把孩子成对分成几组。全班一半的孩子扮演蛋里的小鸡胚胎，非常安静，也很小。告诉他们闭上眼睛，他们正在睡觉。其他的孩子用羽毛慢慢地唤醒他们，用羽毛挠睡觉孩子的身体部分（如脚趾、膝盖或手指），而睡觉的孩子必须向搭档指认被挠的身体部位。让他们在四五个部位挠痒痒，然后互换搭档。在这个过程中会有喧闹的笑声！

时间：大约5分钟

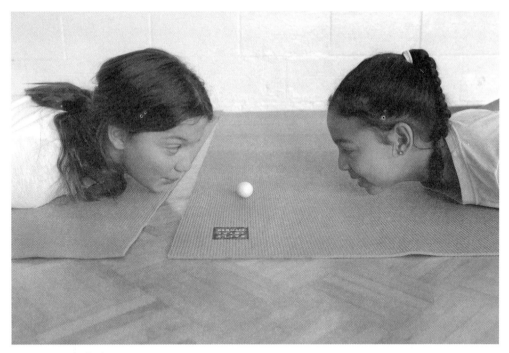

图1.30 移动鸡蛋

呼吸：兔子式呼吸（bunny breathing）。向孩子们介绍兔子式呼吸。让他们像兔子一样蹲着，皱起鼻子，只通过鼻子多次进行呼吸。做完呼吸练习后询问他们是否准备好热身了。

时间：**3~5分钟**

手工制作：变形条。让孩子们在长条纸上用彩色铅笔画出他们所选择的任何生物的变形。由左向右画，从生物生命的第一阶段（如鸡蛋）开始；到发育变成生物结束。他们甚至可以想象着画种子变成树或花，不一定都画动物。

时间：**大约10分钟**

书：露丝·海勒的《不仅仅只有鸡》。当你阅读时，孩子们可以表演书中动物的体式。

时间：**5~10分钟**

冥想：敲响钟声，邀请孩子们来到他们的瑜伽垫上，躺下，闭上眼睛，安静下来。调暗灯光，播放柔和的音乐。告诉他们轻轻地呼吸，让所有的思想从他们的脑海中流淌出来。现在让他们开始想象一个完美的度假地点，也许是在海滩、高山，

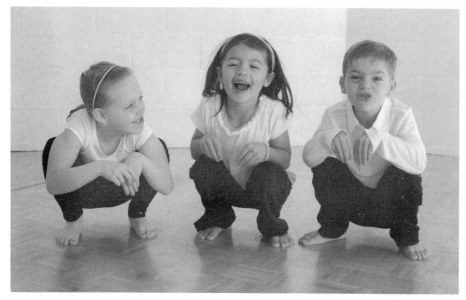

图1.31　兔子式呼吸

或者公园。告诉他们想象自己就在那里，想象一下天气是怎样的，它是晴朗、凉爽的，还是暖和的。想象一下，他们在度假期间最喜欢的一顿饭。这顿饭是什么？想象一下它的味道。现在他们正在观察旅途中出现的最喜欢的动物。它们是什么？这次旅行他们最喜欢的东西是什么？继续这个故事，可以加入你自己的元素。最后，让孩子们从假期回到他们的垫子，从旅行中恢复活力。

时间：5~10分钟

感恩：让孩子们动动他们的脚趾和手指，然后伸展一只手臂和一条腿，接着是另一只手臂和另一条腿，并逐渐滚动到一侧。回到坐姿。使用他们想要的手印，闭上眼睛。让他们默默地感激他们的想象力，它让他们走遍世界任何地方，做任何他们想做的事，允许自己梦想做一些美妙的事情，而不必离开房间。使用思想是他们所拥有的一份伟大的礼物。重复"namaste"，结束。鞠躬。

时间：5~10分钟

19. 到达顶点

教育要素：优雅与礼貌、选择自由、自由活动、丰富语言、秩序、手工制品的协调和完善。

道具：瑜伽宾果卡片，放在卡片上的筹码（很多东西都可以使用），扭扭棒（如果可能的话，选择不同的颜色），书（汤姆·罗斯的《艾格伯特：微微裂开的蛋》），音乐，瑜伽垫，锣、钟或颂钵。

目的：敲钟，把孩子们集合起来，欢迎他们参加瑜伽课。告诉他们今天的课程将是一个庆祝活动，庆祝他们在这门课程中所经历的一切。他们已经做了很多事情，他们可以选择他们最喜欢的活动，然后再做几次。对他们可能喜欢做的事情进行简短的讨论，并告诉他们，下课之前会有一个令人惊喜的游戏！

时间：5~10分钟

热身：用目前孩子们喜欢做的一些体式来做一个长时间的串联体式。

时间：5~10分钟

连接：孩子们自由选择。这将是孩子们的选择，他们可能想做传递体式或传递压力活动。最受欢迎的可能是形成一条长龙线或做一个呼吸列车。

时间：5~10分钟

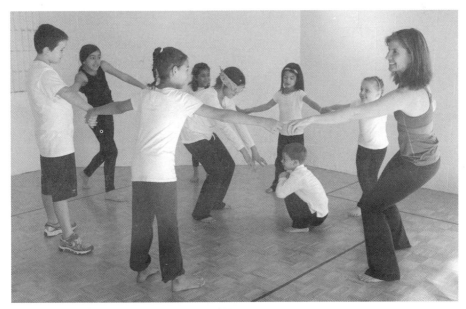

图1.32　蝙蝠、蝙蝠，虫子、虫子游戏

活动1：现在给孩子们一些时间来选择他们喜欢的集体活动。他们最喜欢的游戏之一可能是"蝙蝠、虫"，也可能是一个简单的用不同体式名称喊出的游戏。要保证这个活动相对短暂和简单。

时间：**10~15分钟**

活动2：瑜伽宾果。给每个孩子发一张宾果卡和一把硬币，告诉他们，他们玩的这个游戏就像他们经常玩的宾果游戏一样。在每个方块上，会有一种体式。告诉他们，当你喊出某个体式时，他们要用硬币盖住它并且做这个体式。当整张卡片都被盖上时，他们要大叫："宾果！"从体式模型包取出体式模型，一次一个，然后喊出体式的名字，让孩子完成卡片上的体式后继续摆出更多的体式，直到每个人都完成。给每个人发奖品，可以是他们自己制作的某种作品。

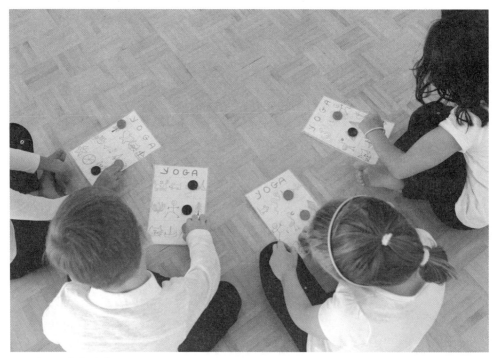

图1.33　瑜伽宾果

时间：**大约十分钟**

呼吸：婴儿式呼吸。让孩子们在热身后摆出婴儿式，在呼吸的时候，让他们特别注意感受背部两侧。每次吸气时都要感受肋骨是如何向侧面扩张的。让他们像这样呼吸一分钟，并注意他们的肺和胸腔是如何运动的。

时间：**3~5分钟**

手工制作：瑜伽人。给每个孩子发四个扭扭棒，告诉他们，这将是他们的奖品，这是一个瑜伽人，他们可以把它摆成任何体式。演示如何用扭扭棒围成一个圆做头部，并将它与身体连接起来，然后绕中间部分拧一根扭扭棒做手臂。最后，绕着躯干底部旋转最后一根扭扭棒做成腿。他们可以把他们的瑜伽人摆成任何有趣的体式。

时间：**大约10分钟**

书：汤姆·罗斯的《艾格伯特：微微裂开的蛋》。告诉孩子们，艾格·伯特代表每个人，然后问问他们这个故事教会了他们什么。

时间：**5~10分钟**

冥想：敲钟进行最后的冥想。让孩子们躺在瑜伽垫上，闭上眼睛。告诉孩子们放下一天的烦恼，软化身体，把灯光调暗，播放冥想音乐，问问孩子们是否能专注于他们的内心。让他们倾听自己的心跳，并感受胸腔的心跳。开始想象一道紫色的光开始在他们的内心生长和闪耀，光线越来越亮。最后，这道普普通通的光从他们的身体中迸射出来，向世界发出光芒，它变得更闪耀，照亮了整个城市，使城市明亮而温暖。然后它变得更明亮，在全国各地闪闪发光，照耀每个人；光继续生长，最终穿越海洋到达地球上的每一个国家。他们心中的光芒传遍了世界各地，如果他们敞开心扉，把它释放出来，他们就可以用光和温暖来触摸每一个人。继续想象这道紫色的光闪耀着强烈的光芒，环绕着地球，继续下去，轻轻地呼吸。当他们准备好的时候，他们可以把光带回他们的心中，并随时准备着将它送走。告诉他们放松休息。

时间：**8~10分钟**

感恩：敲响钟声，慢慢地让孩子们从冥想中走出来，让他们伸展身体，翻滚到一侧，回到坐姿，做任何他们喜欢的手印，并闭上眼睛。让他们默默地对彼此心存感激：与他们所有的朋友和其他人保持联系是很重要的，他们应该感激这些联系并珍惜它。重复"namaste"，结束。鞠躬。

时间：**5~10分钟**

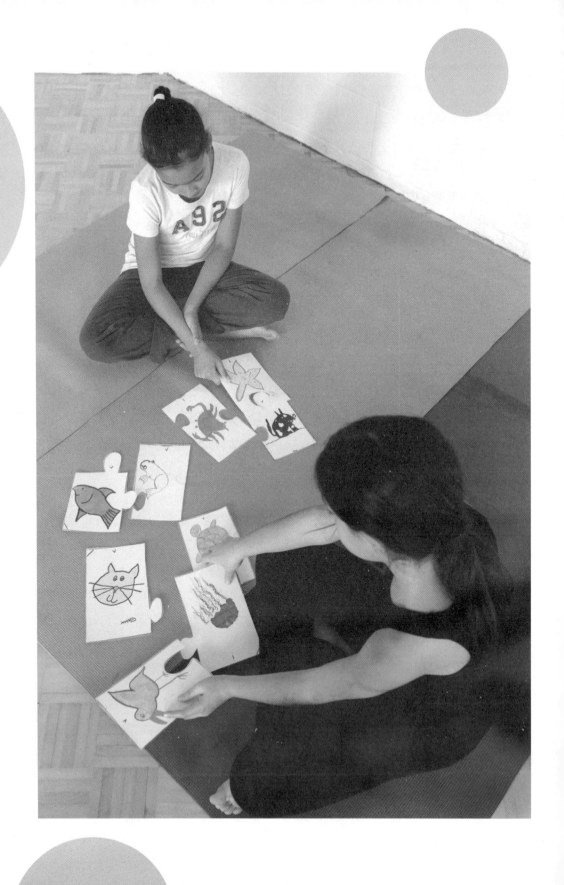

第二部分　7~9岁班课堂主题

1. 植物学

教学要素：丰富语言、用感官了解各部位名称、自由活动、选择自由、合作。

道具：各种食肉植物的图片（如捕蝇草、猪笼草、茅膏菜等），一组说明植物特定部位（如茎、花冠、根、根毛、花萼、叶子、雄蕊、雌蕊）的卡片，各种颜色的黏土、瑜伽垫、音乐、钟、草药眼罩、一小袋晒干的豆子或鹰嘴豆。

目的：邀请孩子们一起坐在垫子上，尽可能围成一圈。敲响钟声，欢迎他们来到瑜伽课堂。安顿好以后，告诉他们这节课将会讨论各种各样的植物——包括那些奇特和奇怪的植物！同时也告诉他们，确实有吃动物的植物，问问他们是否知道。然后解释一下，茅膏菜有"触须"，看起来像烟花；"触须"是黏性的，可以捕捉苍蝇。猪笼草看起来就像一个带盖子的试管，当昆虫爬进去的时候，盖子就会盖上。尽量把这些植物的图片放在手边以便给孩子们展示，也可以画给孩子们看。展开讨论，解释之所以这些植物需要以活生生的动物作为食物，是因为它们在土壤中吸收的矿物质可能很少。

时间：5~10分钟

热身：让孩子们蜷缩在垫子上，扮演种在土壤里的种子。现在，种子发芽，慢慢长大，长得越来越高，冲破了大地，开花了。告诉孩子们身体越大越好。接着，在音乐的伴奏下做一些练习。

时间：5~10分钟

连接：花的各个部分。展示一组卡片，这些卡片上有一朵花的各个组成部分，其中包括根、根须、花冠、茎、花萼、雌蕊和雄蕊。每个孩子都可以选择一张卡片（根据小组的大小，可能会有一些重复的卡片）。让有"根"的孩子先走到圆中间，把卡片放在地板上；再让有"根须"的孩子把自己的卡片放在"根"的卡片上。依此类推，让所有的持卡人都把卡片按顺序放下来，直到创作出一朵花。最后，让孩子们欣赏他们的成果。

时间：10~15分钟

活动：喂食兽类。如果你喜欢的话，可以敲钟让孩子们集合。向他们说明在这

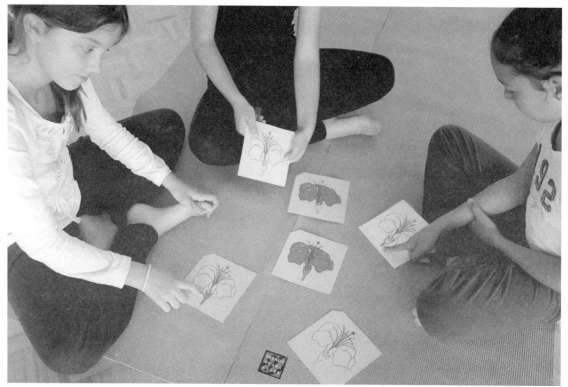

图2.1　花的各个部分

个游戏中，需要两个孩子扮演食肉植物。这两个孩子会在一个类似于抓人的游戏中
追赶其他人。其他孩子每人可以拿到一粒豆子（可用晒干的豌豆），豆子代表他们
的昆虫。告诉他们，如果他们被抓到，他们可以将豆子喂给食肉植物，以便生存和逃
离，但他们只能使用一次这样的权利，如果他们再次被抓到，就必须退出游戏。每轮
孩子们可以选择自己想成为的那种食肉植物，也可以选择他们想成为的那种昆虫。

　　时间：10~15分钟

　　呼吸：游戏结束后，孩子们会出汗并感到很热，所以要让他们坐下来做一个轻
松的清凉呼吸。把舌头卷成吸管状吸气，然后他们可以闭上嘴，用鼻子呼气。这样
做几次。

　　时间：约5分钟

　　手工制作：食人的植物。向孩子们展示今天课堂上讨论过的植物图片，并邀
请他们为自己选择的植物制作一个小小的黏土模型。要有几种不同颜色的黏土供选
择。

　　时间：大约10分钟

冥想：调暗灯光，邀请孩子们躺在垫子上。如果需要的话，可以给他们一个草药眼罩。要求他们手掌向下，放到身体两侧，手掌张开；想象自己正沉入下面的泥土之中，根从泥土中生长出来。告诉他们，他们已经安定下来，成为地球的一部分。让他们注意自己柔软而均匀的呼吸，他们是从种子成长起来的。让他们想象一下，在他们的心中，一朵美丽的花正在生长并向着温暖的阳光开放。花的颜色鲜艳明亮，可以是任何他们喜欢的颜色。它的叶子翠绿，它的花瓣是如此柔软，让人几乎想伸出手去触摸。告诉他们，在阳光下能感觉到温暖和微风的吹拂。几分钟后，敲响钟，让孩子们活动手指和脚趾，然后伸展身体，慢慢翻身，最后坐到垫子上。

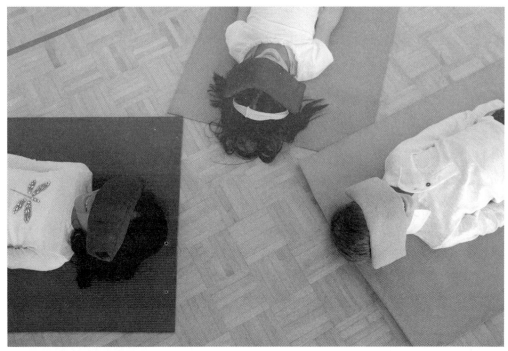

图2.2 戴着眼罩冥想

时间：**5~10分钟**

感恩：邀请孩子们闭上眼睛，把手放在膝盖上，大地手印（无名指与拇指相扣）。这将使他们感到有耐心和责任感。让他们默默地感激地球上物产的丰盛，以及提供给人们的所有东西，食物、氧气和美丽。然后敲响钟声，重复"namaste"，结束。

时间：**5~10分钟**

2. 肌肉

教学要素：自由活动、语言发展、词汇丰富、感官探索、巩固观念、促进群体内的优雅和礼貌。

道具：能让孩子们看到各种肌群的人体图，冰棒棍，小泡沫塑料球，彩色黏土，一个气球，瑜伽垫，音乐，钟或锣。

目的：邀请孩子们坐在垫子上，欢迎他们参加瑜伽课。轻轻地敲钟，钟声会使他们集中注意力。告诉他们，在课堂上将会讨论到他们体内的639块肌肉。给他们看一张人体肌肉图，指出肱二头肌、三角肌、股四头肌、腹肌、背肌、额肌（前额），当然还有臀大肌。让他们识别自己身体上的这些肌肉。说明今天要用到这些肌肉，并邀请他们展开进一步的讨论。

时间：5~10分钟

热身：从坐姿开始，让孩子微笑、皱眉、惊讶、张大嘴巴、摆动耳朵，使脸部肌肉活动起来。邀请他们做出不同的表情，体会、观察自己使用的肌肉。然后开始一系列体式（见附录"串联体式"）。

时间：大约5分钟

连接：触碰气球。将气球在孩子们中间传递几圈。每次传递气球时，要求孩子们只用一组肌肉来触碰气球（如他们只能使用肱二头肌传递一圈，然后是腹肌，最后是臀大肌）。鼓励他们不要让气球在传递时接触地板。

时间：5~10分钟

活动：跳舞和移动。让孩子们在房间里散开。播放一些快节奏的音乐，让孩子们自由地跳舞和移动。停止播放音乐，让他们进入一个特定的体式（如战士式）。当他们保持体式不动时，询问他们身体中最能锻炼的肌肉是什么，大多数人会说是股四头肌。然后重新播放音乐，让他们再次跳舞，接着再次停止播放音乐并引导孩子们摆另一种体式（如船式）。请注意，孩子们是否指出他们的腹部正在用力。请继续以这种方式活动，在整个活动中引出不同的体式，锻炼到全部的肌群。

时间：5~10分钟

手工制作：肌肉男。让每个孩子都制作一个肌肉发达的人。使用冰棍棒做个身体框架，再给身体连接一个小泡沫塑料球做头部。给孩子们每人一小团红色的黏土，让他们用黏土制作一组肌肉，如股四头肌、三角肌。然后让他们把做好的肌肉

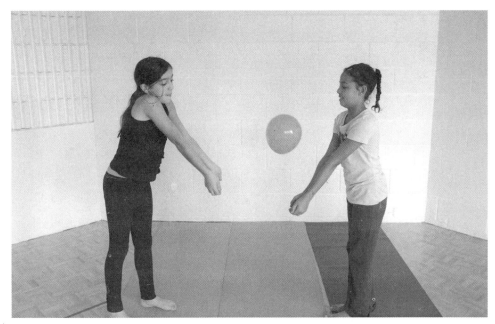

图2.3　触碰气球

放到他们的"肌肉男"身上，直到其全身都是肌肉。你手边要有一张肌肉图，以供孩子们参考。

时间：**5~10分钟**

冥想：敲响钟、锣或者你今天用的任何东西，让孩子们回在他们的垫子上，最后放松一下。让他们趴在地上，下巴稍微朝胸前倾斜。调暗灯光，播放轻音乐。对身体不同部位进行描述，让他们弯曲并放松脚趾肌肉。让他们弯曲脚踝，然后放松。让他们绷脚，并感受着自己的股四头肌，然后放松双腿，让他们像粘胶一样沉入垫子。让他们收紧自己的臀大肌，然后放松，弯曲并放松自己的腹肌。以这种方式一直向上到达面部肌肉。享受几分钟的静默，然后敲响钟声以结束冥想。请孩子们伸展，翻身，然后回到坐姿。

时间：**大约10分钟**

感恩：用中指轻轻压住拇指，鼓励孩子们尝试一下高楼手印。然后让他们闭上眼睛。告诉他们，这种手印可以帮助他们所有的关节和肌肉在身体里更好地工作。让他们感激自己强壮的身体，使他们可以随心所欲地行动。现在，所有人可以一起重复"namaste"，结束。

时间：**5~10分钟**

3. 文字游戏

教学要素：语言发展，活动自由，感官探索，巩固抽象概念。

道具：为每组成员准备一本26页的白纸小册子；一张纸（每个孩子一张），用于藏头诗活动；一团纱线，记号笔或彩色铅笔；小册子订书机；颂钵或钟，瑜伽垫；音乐。

目的：让孩子们围成一圈，敲击颂钵或钟，以示开始上课。让孩子们坐在垫子上，告诉他们上课的时候，他们会谈论文字能带给他们的所有乐趣。问一问他们用文字可以做什么——文字可以创造故事或诗歌，以及像"上吊的人"（译者注：一个猜单词的双人游戏）和"单词搜索"这样的字谜游戏，进而引发小组中的对话。

时间：**5~10分钟**

热身：引导孩子们进行短暂的热身体式（见附录"串联体式2"）。

时间：**5~10分钟**

连接1：编故事。故事中的每一句话都要用一个体式来配合。例如，你可以用这样一句话开头："有一天，一只鸽子出去散步了。"你可以在句子后面示范鸽式。下一个孩子可以用一个独特的体式来补充故事，例如，他可能会说："鸽子在一棵树下休息。"那个孩子可以演示树式。继续以这种方式，让每个孩子使用瑜伽体式作为他或她的想法的一部分，添加到故事中，直到你们作为一个团体编出一个完整的故事。

时间：**5~10分钟**

连接2：名字网。手里拿一团纱线，并说明你将展示一个以你名字的第一个字母开头的体式。例如，如果你的名字是Adrienne（艾德丽安），那么就可以做一个alligator（鳄鱼）式。做完体式后，抓住纱线的一端，把纱线团扔给一个孩子。然后让这个孩子也做一个体式。如果他的名字是David（大卫），他就可以做向下的dog（下犬）式。接着，他应该抓住纱线团的一端，把纱线团扔给下一个人。继续这样下去，直到每个人都被轮到，名字网就被创建出来了。然后你们小心翼翼地站起来，举起你们一起创建的网，欣赏它。如果你愿意，此刻也可以把网松了。

时间：**大约10分钟**

活动：藏头诗。给每个孩子一张纸和一支笔。让他们在纸上竖着写下他们的名字。

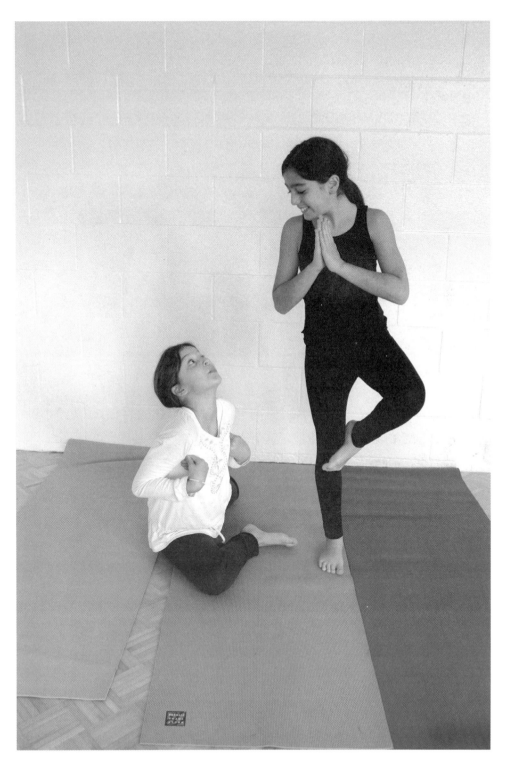

图2.4　编故事

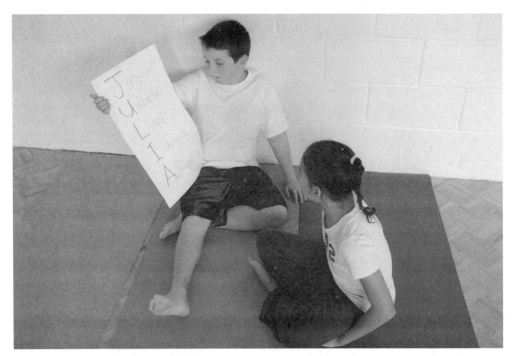

图2.5　藏头诗

　　每个孩子可以以他或她名字的每个字母开头，写一个体式的名字，先给小组的其他成员看，然后按顺序在小组里展示这个体式。

　　时间：10~15分钟

　　手工制作：瑜伽字典。分发26页的小册子（预先装订好或让孩子们自己装订）。让孩子们创建他们自己的字典，为字母表（有26个英文字母）中的每个字母画体式，每页一个体式。孩子们也可以把小册子带回家，按自己的进度完成。

　　时间：10~15分钟

　　双人瑜伽体式：拉太妃糖式。孩子们两人一组，把拉太妃糖式介绍给他们（参考"双人瑜伽体式12"）。

　　时间：大约5分钟

　　冥想：敲响颂钵，让孩子们聚在一起，享受最后的放松。把灯光调暗，播放柔和的音乐。叫大家闭上眼睛，仰卧，手放在身体两旁。让他们想象自己在魔毯上飞过天空，自己在天空中看到鸟儿。让他们想象自己看到了什么样的鸟：可能是红色或是棕色的，可能是光滑的或是蓬松的，可能是尖嘴或是尖爪的。让他们想象一下鸟儿是怎么飞的：也许它们飞得很快或很慢，很有力或很愤怒。用丰富的形容词来形容你的鸟，用更多的副词来描述它们是如何移动的。继续你的想象，可以谈论在旅途中看到的星星、云朵或飞机，要一直运用形容词和副词来生动地描述。最后，告诉孩子们，魔毯带领他们降落。让他们伸展，翻身，双腿交叉坐在瑜伽垫上，双手放在膝盖上，手掌朝上。

时间：大约10分钟

感恩：让孩子们默默地感激他们奇妙的思想和超强的想象力。告诉他们，只要能运用他们强大的想象力，任何事情都是有可能的做到。

在课堂结束时，重复"namaste"，结束。

时间：5~10分钟

4. 动物学

教学要素：选择自由、自由活动、感官探索、丰富语言、优雅礼貌和团队合作。

道具：预制纸板；为班上每个孩子准备空白拼图；记号笔或彩色铅笔；印有一些动物体式的单张纸卡，纸卡上应有与此相关的动物，并标明该动物是脊椎动物还是无脊椎动物，是杂食动物、食草动物还是食肉动物；锣、颂钵或钟；音乐；瑜伽垫；带子（皮带或围巾均可）；大理石弹珠；碗。

目的：让孩子们集合，可尝试使用不同的教具，如敲锣，准备开始课程。可以让他们每个人都有机会敲锣。当孩子们坐在垫子上时，向他们解释"动物学"一词，以及动物学是如何研究动物的。解释什么是食肉动物、食草动物及杂食动物，看看孩子们能不能给每类动物举例子。告诉孩子们，今天的活动将遇到这几类的动物。

时间：5~10分钟

热身：坐姿。向孩子们展示如何将带子（皮带或围巾都可以）两端缠绕在手上，在双手之间留出与肩同宽的距离。让他们向前伸直手臂，吸气时，把带子举过头顶，并尽可能地伸展手臂；呼气时，肘关节弯曲，引导带子在头后下降，与此同时把肩胛骨挤压在一起。让他们感觉自己的肺部随着呼吸而变得越来越大。吸气时，他们可以再次向上举起手臂，然后当他们呼气时，在胸前将手臂放下，放在膝盖上，同时保持带子的绷紧状态。坚持做几分钟练习，然后让孩子们把带子放在一边，做几个向太阳致敬式。

时间：5~10分钟

连接：大理石按摩。给每个孩子两颗大理石弹珠，让他们将其放在两脚下滚动。告诉他们注意大理石在自己脚下的感觉，先是脚弓，然后是脚后跟。接下来，让孩子们一起把弹珠带到房间的中央：孩子们必须用脚趾夹住弹珠，用螃蟹横行的方式把大理石弹球带到房间中央，然后把其放入一个公用的碗里。

时间：5~10分钟

活动：动物舞蹈。准备好一摞动物体式卡片，供孩子们从容器中抽取选择。一些可以是食肉动物（如狮子、狼、豹），一些可以是食草动物（如兔子、骆驼、大象），还有一些可以是杂食动物（如火烈鸟、浣熊、乌鸦）。让孩子们注意他们的卡片上标明的是脊椎动物（Ⅴ）还是无脊椎动物（Ⅰ），并讨论这些词的意思。解

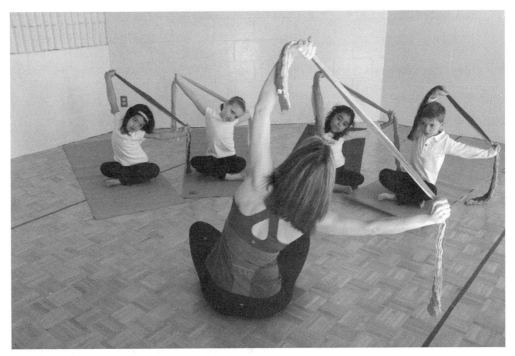

图2.6 热身

释一下，当音乐播放时，他们应该像自己所抽到的动物那样在房间里走动（如眼镜蛇，作为脊椎动物和食肉动物，会滑行）。播放快节奏的音乐，当你停止播放音乐时，让孩子们停下来一动不动。叫出其中一种动物的名字（如青蛙）。拿到这种动物的孩子可以展示这种动物的动作。不过，每个人都可以尝试一下。让孩子们告诉你，这种动物是脊椎动物还是无脊椎动物。他们还可以告诉你青蛙是属于什么类型的脊椎动物（如两栖动物），以及青蛙是食肉动物、杂食动物，还是食草动物。重新播放音乐，让孩子们再一次自由地移动。继续游戏，直到每个人都被轮到。当孩子们玩这个游戏时，他们会想到并分享出各种各样关于这些动物的信息。

　　时间：大约15分钟

　　手工制作：微型拼图。分发空白纸板小拼图（可以购买做好的）。你可以用纸板自己做，然后把它分成6~12块。让孩子们在他们的空白拼图的每一块纸板上画一只你们在课堂上谈论过的动物。他们可以先画动物（如马），然后再给它贴上字母（V代表脊椎动物，O代表杂食动物，H代表食草动物）。完成后，孩子们将拥有他们自己的动物拼图。可以拿出前一个游戏中使用过的卡片，供孩子们做参考。

　　时间：10~15分钟

双人瑜伽体式： 双人下犬式。请参考附录"双人瑜伽体式"。

时间：5～10分钟

冥想： 敲响你的锣、颂钵或者钟，让孩子们聚在一起，做最后的冥想。把灯光调暗，播放柔和的音乐。让他们仰卧，下巴稍微向胸前倾斜，把手臂放在身体两侧，手掌向上。让他们沉陷在自己的垫子里，并想象自己正乘坐火车穿越一片森林。指出他们在旅途中看到的所有动物，并让他们注意这些动物正在吃什么和正在做什么。尽量把你在课堂上讨论过的动物包括在内。在视觉化训练快要结束的时候，告诉孩子们火车要进站了，这趟车就要到达目的地了。现在是一天的结束时间，太阳就要落山了。暂停1～2分钟，让孩子们开始活动手指和脚趾，然后伸展，最后翻身，坐在垫子上，手放在心的位置。让他们感受到自己的呼吸。轻轻敲锣。

时间：5～10分钟

感恩： 让孩子们默默地感谢我们美丽的、充满了各种各样动物的世界。为了维持食物链的运转和平衡，每种动物都依赖其他物种生存。人类是这种共存的一部分，我们应该珍视这一点。

重复"namaste"，结束。

时间：5～10分钟

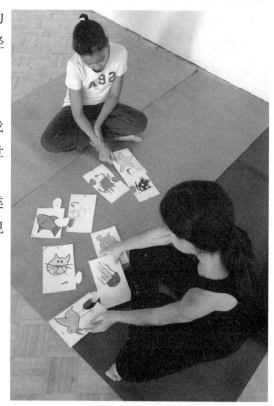

图2.7　动物舞蹈（脊椎动物/无脊柱动物智力游戏）

5. 身体系统

教学要素：丰富语言、优雅、礼貌和合作、感官探索用来巩固抽象概念。

道具：一根4.5米长的绳子，一根1.5米长的绳子，人体形状的剪纸（足够每个孩子使用），一大张纸（供你画身体），记号笔或彩色铅笔，音乐，草药眼罩，钟，瑜伽垫，身体各部位的预设名称及定义卡（每个孩子一个）。

目的：让孩子们在垫子上围成一圈，敲钟，开始上课。告诉他们，在课堂上，他们将思考身体各部位是如何相互联系的。就像人们必须共同努力才能完成事情一样，身体也是如此。当他们吃食物时，食物必须通过身体的许多部位分解。这些分解食物的部位就是所谓的消化系统。孩子们会给你一些关于这个系统是如何工作的想法。讨论一下，关于每个人都有的神经系统、循环系统等。

时间：5~10分钟

热身：告诉孩子们先从眼睛开始热身。让他们盘腿而坐，向前伸出手臂，拇指向上，和下巴平齐。让他们想象一下他们的下巴正放在桌子边缘，无法移动。现在，让他们用手臂在自己面前画圆，眼睛跟随拇指转动，头部保持不动。看看他们是否可以顺时针做几次，然后再逆时针做几次。当他们的眼睛发热时，让他们做四角板凳式（双手、双膝分开与肩同宽，放在垫子上）。告诉学生们他们现在要开始一个串联体式（参考"串联体式"）。

时间：5~10分钟

连接：肠道行走！把孩子们聚集起来，沿着地板拉直那根4.5米长的绳子，告诉他们这代表小肠的长度。另外，在地板上再拉出另一根1.5米长的绳子，指出这大约是大肠的长度，大肠比小肠厚得多，但实际上也短得多。让孩子们把两根绳子连接起来，就如同它们在身体里是连接在一起的。让孩子们一个个地在绳子上行走。得知这是走过自己的肠道的距离，他们会很高兴！

时间：5~10分钟

活动：身体的功能是什么？在课程开始之前，写一张内脏器官的清单（如胃、肠、膀胱、肾、肝脏、心脏、肺），把它们分别写在单张卡片上。然后为这些器官写一个定义列表（如关于心脏，写下"把血液输运到全身"；关于肺，写下"当血液被输送到肺部时，用氧气填充血液"），要把这些写在另一组卡片上，尽可能简单明了。把"主体部分"发给其中一半学生，把定义发给另一半学生（或者让他

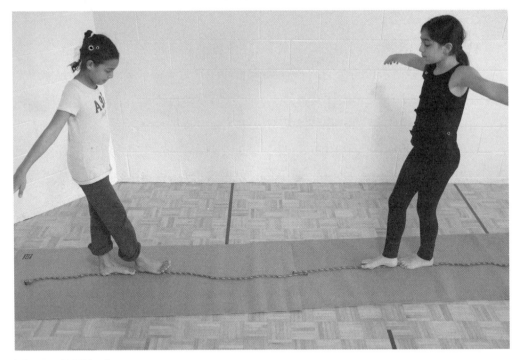

图2.8　肠道行走

们抽签）。孩子们可以读出来，你可以帮助他们找到相互匹配的人。当你阅读这些器官名称和定义时，把它们画在一张纸上，这样孩子们就能真正看到存在于他们身体里的内脏器官。鼓励他们进行小组讨论。

时间：大约15分钟

呼吸：霍伯曼球式呼吸。现在花一些时间让孩子们放松一下。孩子们围成一圈，让霍伯曼球在孩子中间传递。吸气时，他们可以用手一直打开球体，感受他们的肺部和腹部正在敞开。当他们呼气时，就关闭球体并感觉体内的所有东西都被掏空了，而且也变小了。每个孩子都这样呼吸几次，然后把球传出去。

时间：大约5分钟

手工制作：神奇的身体。与孩子们一起回顾身体的各个部位及其功能，向他们展示你对此的说明。给每个孩子一张被剪裁成人体轮廓的纸。然后孩子们可以以你的画为参考，在身体器官的位置上画图，并根据他们自己的感觉为其添上色彩，如在胃里画食物、画血液流过心脏等。

时间：5~10分钟

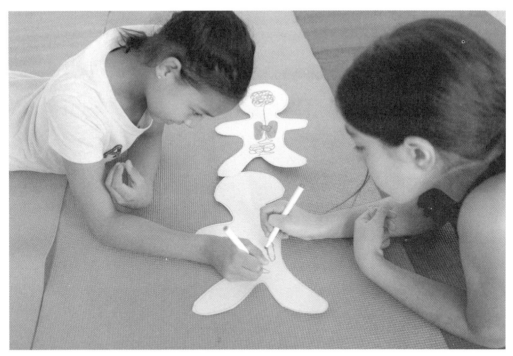

图2.9　神奇的身体（画出内脏器官）

双人瑜伽体式：转体动作。孩子们现在可以练习扭曲和旋转体式（参考附录"双人瑜伽体式8"）。他们可以按照上一次练习中的分组练习这个动作。

时间：大约5分钟

冥想：敲响你的钟声，让孩子们在垫子上放松，做最后的冥想。把灯光调暗，播放柔和的音乐。如果他们愿意，也可以给他们提供草药眼罩。开始讲故事，让孩子们想象自己正在身体内旅行。把自己想象成是最喜欢的食物。进入口中，被吞下，然后向下游到胃部。他们在路途中看到了身体内的其他器官。他们看到蓝色血液（非氧合的）、红色血液（氧合的）在长长的血管中流动。他们看到器官（肝脏，肾脏，胰腺）、肌肉和骨骼。在这个故事中加入自己的元素。最后，静默几分钟，敲响钟声。让孩子们伸展身体，翻身，然后恢复到坐姿。他们可以做水手印的动作，将小手指按在大拇指上。告诉他们这种手印可以让他们体内的液体和水自由流动。

时间：大约10分钟

　　感恩：让孩子们默默地感激自己的健康。让他们为自己身体的奇迹心存感激。让他们满怀好奇心地去了解：似乎所有内脏器官都知道如何一起工作，如何连接，相互依赖，相互帮助，就像人们在他们的生活中所做的那样。重复"namaste"，结束。

　　时间：5~10分钟

6. 世界各国

教学要素：优雅、礼貌、合作、自由活动、感官探索、丰富语言、行动精细、平衡和协调。

道具：两块纸板，一块用于绘制大陆和海洋的控制图，另一块切割成小块用于绘制相同的图形；呼啦圈；印泥；带有体式的印章或画有体式的贴图；音乐；地球仪；钟；用彩色卡纸做的空白护照小册子；地图集（切兹·皮瑟尔和克里斯蒂安·冈齐的《世界儿童地图集》）；毛绒动物玩具。

目的：敲锣、钟或颂钵把孩子们召集起来。和孩子们谈谈地球，同时在孩子们中间传递地仪。讨论国家和大陆之间的区别（如海洋、陆地边界）。问问孩子们他们是否知道世界上有多少个国家。指出各个大洲。告诉他们今天他们将探索世界。鼓励孩子们参与（如让他们相互介绍曾经去过的国家及他们到达那里的方式）。

时间：5~10分钟

热身：从四脚板凳式开始，进入猫式伸展，然后是牛式。最后做一套串联体式（参考附录"串联体式3"）。

时间：5~10分钟

连接：世界上的哪个地方。给每个孩子一张世界地图的拼图（事先从卡纸上剪下来）。然后在孩子们面前的地板上展示一幅画好的世界地图（一幅只有大洲和海洋轮廓的地图）。让孩子们一个个地轮流看一遍地图，再把他们的拼图放在地图中正确的位置上（叠加在一起）。当大家放好后，他们可以一起猜猜每个国家的名字。最后告诉他们，世界是完整的，你们一起创造了它！

时间：大约10分钟

活动：护照游戏。上课前，给每个孩子准备一本用卡纸制成的空白护照（一本装订好的有8页空白纸的小册子）。告诉他们，他们正在旅行，当他们到达一个国家时，需要在护照上盖上印戳。在房间四周放置八个呼啦圈，每个旁边放一个体式印章或贴纸（如下犬式或猫式）。如果使用印章，请将印泥放在呼啦圈旁边。播放音乐时，孩子们在房间里旅行（跳舞），音乐停止时，他们停在呼啦圈里，并完成他们在那里找到的印章或贴纸上的体式。做完后，可以盖章，或将贴纸贴在护照上。然后他们就可以再次开始自己的旅行，停在一个新的呼啦圈里。随着音乐的播放，你可以建议孩子们改变他们的旅行方式。他们可以假设自己在飞行、乘船旅行，或是像爬行动物一样移动。继续这种方式，直到孩子们访问了所有的呼啦圈，并盖满或贴满了他们的护照。

时间：大约15分钟

呼吸：敲锣、钟或颂钵，让孩子们回到他们的瑜伽垫上。告诉他们环游世界后一定很累，所以现在要做一杯柠檬水。让他们伸展双腿，想象着用脚趾挤压柠檬来做饮料。然后，他们可以把脚抬到嘴边，假装拿着柠檬水。让他们伸出舌头，将舌头卷成一根吸管，然后想象自己吸一口柠檬水，再正常地呼气。这种吸管呼吸会让他们冷静下来。练习5~6次。

时间：5分钟

书：切兹·皮瑟尔和克里斯蒂安·冈齐的《世界儿童地图集》。当孩子们在地球仪上找到一个地方时，就可以让他们在《世界儿童地图集》上指出它。

时间：5~10分钟

冥想：把灯光调暗，播放轻柔的音乐。孩子们可以摆出摊尸式。在摊尸式中，孩子们仰卧，闭着眼睛，双臂放在身体两侧，手心朝上。告诉他们放松。在每个孩

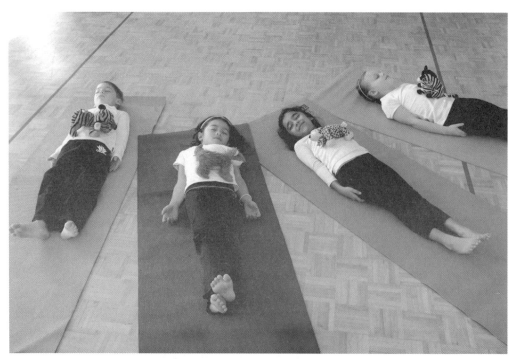

图2.10　仰卧冥想

子的肚子上放一个毛绒动物玩具，要求孩子们保持安静，因为他们要带着这个"朋友"飞越地球；如果他们不安静，这个"朋友"就会掉下来。告诉孩子们要沉陷在他们的垫子里，开始环游世界的飞行。告诉他们，他们是漂浮的，并要求他们想象，他们看到了下面的海洋。下面也许有船、跳跃的海豚或喷水的鲸。告诉他们下一步他们要穿越北美洲，指出山脉、河流和沙漠。继续让他们穿越不同的大陆。最后，告诉孩子们，他们已经穿越了地球，他们正在着陆。让他们慢慢伸展、翻身，恢复到坐姿，双手放在祈祷的位置，闭上眼睛。

时间：5~10分钟

感恩： 现在，让孩子们默默地感谢他们有能力与朋友们一起练习瑜伽，并默默地向他们今天访问过的世界各地的所有其他儿童发送正能量和爱。

重复"namaste"，结束。

时间：5~10分钟

7. 宇宙的起源

教学要素：通过感官学习抽象概念、自由活动、表达自由和选择自由、丰富语言、合作和优雅、礼貌。

道具：孩子们手工制作可以参考的太阳系大图，扭扭棒，不同大小的泡沫塑料球（足以给每个孩子10个），记号笔，音乐，瑜伽垫，钟，草药眼罩。

用意：用钟声、颂钵或锣把孩子们召集起来。当他们坐在垫子上时，告诉他们，你们将谈论140亿年前发生的大爆炸。解释说，大爆炸是指一次宇宙大爆炸，它产生了整个宇宙的物质。看看孩子们对此有什么了解。大爆炸产生了形成行星、流星、恒星和星系的物质。大爆炸所产生的力依然在四处移动，带来的结果是，宇宙正在膨胀。

时间：5~10分钟

热身：我们都很重要。让孩子们在垫子上抱紧自己的腿形成一个紧密的小球，告诉孩子们他们是太空中的一小块物质。让他们吸气，然后在呼气时他们将变得更大，直到他们在空气中爆炸；同时，伸展他们的手和脚。站立，先做几次向太阳致敬式，再做套串联体式（参考附录"串联体式5"）。

时间：5分钟

连接：大爆炸。手拉手围成一个圈。告诉孩子们，他们都是由气体聚集在一起的，但大爆炸即将来临。在你的带领下，放开一个孩子的手，带领孩子们进入一个紧密的螺旋圈，大家一起走，圈子越来越紧。然后说："砰！"让大家都从中心四散开。告诉孩子们他们可以选择自己想成为的物质，如恒星、行星、流星、星系、星云、黑洞、类星体等。他们可以直接喊出某种物质的名称，然后在房间里的某个地方找到自己的位置。观察孩子们，同时告诉他们说，他们已经创造了宇宙。让他们每个人都向全班说一下自己变成了什么。让孩子们留在他们自己的位置上，这个活动将直接引向下一个活动。

时间：5~10分钟

活动：地心引力舞。给每个孩子分配一个行星、月球或小行星的角色。渐渐地，重力将把他们拉到一起，形成太阳系。你作为老师，是"地心引力"，所以你应该把每个人都拉到自己的位置上，在房间里闲逛。当你轻拍孩子的时候，他或她会跟着你到一个新的地方站着。"太阳"在房间的正中间，每个人都应根据太阳决定自己的位置。当每个孩子都站在他们的位置上时，播放音乐，让每个人绕着太阳转一圈，而月球则是绕着它的行星（地球）运行，小行星可以更自由地走动。每个人移动时都必须如轨道一样"旋转"。这就是地心引力舞。可以事先画一张太阳系的大图，供孩子们参考。

时间：10~15分钟

手工制作：太阳系旋涡。让孩子们使用扭扭棒创作自己的太阳系（每个孩子两条连接的扭扭棒最为理想）。他们都将收到10个不同大小的泡沫塑料球，其中最大的泡沫塑料球代表太阳。让孩子们给这些球涂上他们想要的颜色，使之变成一个行星。完成涂色后，他们可以开始把扭扭棒的末端连接太阳，就好像在缝纫，扭扭棒就是他们的

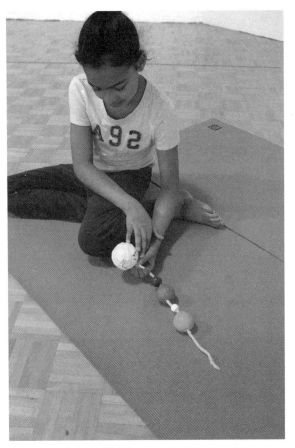

图2.11 太阳系旋涡

针线。在太阳之后，让他们把水星连到扭扭棒上，在水星和太阳之间留点空隙。然后，他们可以添加金星和地球，并依次把所有的行星都连接在扭扭棒上。最后他们可以把扭扭棒绕来绕去，让太阳在正中的位置。完成后，孩子们就创作了自己的太阳系。可以使用一张太阳系的图片，它要能显示行星的轨道，以便指导孩子们。

时间：5~10分钟

冥想：敲响你的钟或锣。让孩子们躺在垫子上休息，这将是课堂结束前的放松。让他们闭上眼睛，下巴向胸前微微倾斜，手掌向上张开，双脚张开放置于两侧。调暗灯光，播放轻松的音乐。如果他们愿意的话，可以给他们草药眼罩。告诉孩子们，他们正在自己温暖舒适的私人宇宙飞船上，飞船上没有重力，所以他们失重了。当他们离开地球时，飞船上有一个小小的舷窗可以向外看。外面的天空是黑色的，星星一个个的，闪闪发光。指出孩子们所经过的各个行星。指出他们在上面

看到的卫星、火山和陨石坑。他们经过的物体是如此明亮，让人觉得几乎可以伸出手去触摸它们。请孩子们注意，他们是否能在太空中听到声音，然后继续给宇宙飞船之旅的故事增加色彩。最后，让他们返回地球，落在海面上。他们的宇宙飞船漂浮在海面上，直到漂到岸边。在结尾享受几分钟的沉默，然后敲响钟声。让孩子们伸展身体，滚到一边，恢复到坐姿。

时间：**5~10分钟**

感恩：让孩子们闭上眼睛坐着，默默感谢我们所居住的这个完美的星球。天气既不太热也不太冷，离太阳的距离刚刚好。不同于其他所有的行星，我们的地球充满了供我们呼吸的氧气，而且有着完美的天气。告诉孩子们，他们应该对此心存感激，因此我们必须保护好我们的地球。重复"namaste"，结束。

时间：**5~10分钟**

8. 戏剧或表演

教学要素：通过活动、合作、感官探索、选择自由、丰富语言、优雅和礼貌来培养自信。

道具：锣、钟或颂钵；曼陀罗花或自己绘制的曼陀罗画；大画图纸（每个孩子一张）；记号笔或彩色铅笔；书（彼得·雷诺兹的《伊什》）；毛绒动物玩具（每人一个）；瑜伽垫；音乐；体式卡片和双人瑜伽体式卡片，以及装卡片的包。

目的：用钟声把孩子们聚集起来并坐在垫瑜伽上。问他们是否喜欢戏剧和表演——无论是公开演讲、表演，还是跳舞。谈论不同的表演方式。告诉他们有很多公开展示自己的方式，并请他们举出几个例子。告诉他们，他们接下来将做一些表演，并练习各种可以使他们表演得更好的方法。

时间：5~10分钟

热身：让孩子们以舒适的方式盘腿坐在瑜伽垫上（如半莲花式）。告诉他们，他们要热身——热脸、热声音、热耳朵。让孩子们尽量张大嘴巴，伸出舌头并四处移动，发出"啊啊啊"的声音。让孩子们做不同的表情（如快乐、悲伤、震惊、愤怒或困倦）。让他们扭动耳朵，转动脖子，眨眼睛。然后做一些简单的串联体式来热身其他部位。

时间：5~10分钟

连接：镜像。将孩子们两人或三人分为一组。其中一人为主导，慢慢地上下移动自己的手，这时小组中其他的人应准确地模仿他的动作，如同照镜子一样。让他们探索模仿移动脸、手臂、腿等。然后角色互换，让另一个孩子成为主导者。

时间：5~10分钟

活动：体式播放。根据班级的规模，把孩子们分成3~4个小组。让每个孩子从袋子里选一张体式卡片。也可以一个小组选择一个体式卡片或两个双人瑜伽体式卡片。给孩子们几分钟小组单独讨论的时间，在这段时间里，他们应设计一场小小的表演。他们需要扮演自己选择的角色（如猫、美人鱼或鳄鱼），并在游戏中使用所有自己选择的体式。经过一段时间的讨论后，小组向全班展示他们的表演。在这个有趣的活动中会有很多的欢乐和笑声。

时间：大约15分钟

手工制作：制作曼陀罗。告诉孩子们，他们将在课堂上制作曼陀罗。这是古代瑜伽修行者在冥想时用来帮助他们集中注意力的美丽图画。如今，人们仍然使用这个工具，在表演、演出、演讲等之前，来帮助自己集中注意力和放松。把预先画好的曼陀罗展示给孩子们看。应在画的中心画一个焦点（如画一只眼睛或星星），然后围绕着它绘制线条，将其包围，并变得越来越大，直到页面填满为止。制作曼陀罗的重点是把眼睛或星星画在正中间。让孩子们自由地设计属于自己的曼陀罗，他们在以后可以随时使用这个曼陀罗。

时间：10~15分钟

书：彼得·雷诺兹的《伊什》。这是一本精彩且鼓舞人心的书，讲述了每个人自身的独特性和自我表达的美和价值。孩子们可以在制作曼陀罗的过程中或之后阅读它。

时间：5分钟

双人瑜伽体式：双人树式。游戏结束后，将孩子们两人分成一组，尝试双人树式（参考附录"双人瑜伽体式9"）。

时间：5~10分钟

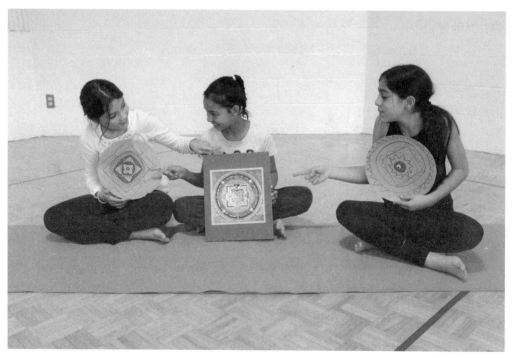

图 2.12　制作曼陀罗

冥想：敲响钟、锣或颂钵，把孩子们聚集起来进行最后的放松。让他们闭上眼睛，仰面躺下。在每个孩子的肚子上放一个毛绒动物玩具，然后告诉他们这个小伙伴会在他们进行一个伟大的表演时支持他们。毛绒动物玩具会随着孩子们的呼吸上下起伏，因为在表演时深呼吸是非常重要的。告诉孩子们，他们正处在一个大舞台上，灯光正对着他们，下面有成千上万的观众。他们将展示自己有史以来最好的表现，同时，他们也将因此感到自信和安全。告诉孩子们，他们此刻是专注和放松的。让他们想象自己的表演（跳舞、表演、唱歌等），他们的小伙伴就在那里支持着他们，确保他们呼吸平静。告诉孩子们，当演出结束的时候要为自己感到骄傲；告诉孩子们，他们可以完成任何他们想要完成的事情。安静几分钟后，敲响钟，让孩子们伸展身体。他们可以闭着眼慢慢地恢复到坐姿。

时间：5~10分钟

感恩：让孩子们默默地感谢朋友和家人在生活中给予的支持。让他们因为有条件和能力去做生活中想做的所有事情而心存感激。重复"namaste"，结束。

时间：5~10分钟

9. 形状和角度

教学要素：通过活动、合作、感官探索、选择自由、数学语言、几何、优雅和礼貌培养自信。

道具：牙签和数根冰棒棍，彩色卡纸（每个孩子一张），胶水，瑜伽垫，音乐，钟，草药眼罩（可选）。

目的：用钟声把孩子们召集起来，让他们舒服地坐在瑜伽垫上。欢迎他们参加瑜伽课。告诉孩子们这节里将谈论很多种形状，有些只有几个边，另一些有很多边。例如，询问他们以下形状有几个边：三角形、正方形、五边形、六边形等。询问他们每天是否都会看到这些形状的物体（如小红旗是三角形的，书本通常是长方形的，而"停车让行"标志则是八角形的）。孩子们会有很多想法。在一张大纸上画出这些多边形，让孩子们在讨论时也能看到这些形状。告诉他们，所有超过两条边的都叫作多边形。

时间：5~10分钟

热身：先在垫子上把身体蜷缩成一个球，告诉孩子们你是一个圆，但是你要改变形状，因为你是一个变形者。站起来，身体直立，然后张开双腿，双腿与地面成一个三角形。让孩子们把自己变成正方形，他们都会有不同的方法来解决这件事。再做几个形状。最后做串联体式。

时间：5~10分钟

连接：粘在一起。把孩子们围成一圈，把10根冰棒棍放在他们面前，堆成一堆。告诉孩子们，他们需要合作，只用他们的脚，围绕着这个圈一个接一个地传递这些冰棒棍。从第一根冰棒棍开始绕着这个圈传一圈。让孩子们坐在垫子上，两腿向前伸，方便在棍子来到他们面前时，用脚趾传递它。当棍子到达最后一个孩子时，他或她可以把它平放在圆中间，让所有人都能看到。当每根冰棒棍都到达最后一个孩子时，他或她就可以把它连接到中间的冰棒棍上。在活动结束时，冰棒棍将被摆成一个十边形的图形，或"十角形"。

时间：5~10分钟

活动：人体多边形。告诉孩子们，他们要用自己的身体来摆出形状和角度。邀请一个孩子站着，用自己的身体做一条直线；另一个孩子躺在地板上，与这个孩子组成直角；再邀请一个孩子与他们一起创建一个等边三角形。接着可以让孩子们创建等腰三角形、斜角三角形。年龄较大的孩子可以向年龄较小的孩子解释这些图形。然后让四个孩子一起创建一个正方形，再让五个孩子组成五边形，六个孩子组成六边形，依此类推。在每个人都轮流一遍之后，讨论他们所做的形状。

时间：10~15分钟

呼吸：在这项繁忙的活动之后，与孩子们一起练习令人安静下来的左右鼻孔交替呼吸法（参考附录"呼吸练习3"）。

时间：5分钟

手工制作：棒形。需要几根牙签或冰棒棍、彩色卡纸和胶水。孩子们可以用这些材料展示他们今天所做的形状。他们可以简单地在纸上用牙签或冰棒棍粘出这些形状，并给每种形状贴上标签。

时间：10~15分钟

双人瑜伽体式：箱式。现在将孩子们两人分为一组，练习箱式（参见附录"双人瑜伽体式"）。

时间：5分钟

冥想：敲钟。让孩子们在垫子上做最后的放松。调暗灯光，播放柔和的音乐。让孩子们闭上眼睛，手掌朝上，手指伸开，双脚向两边伸出。让他们想象自己没有任何形状，他们只是一团物质，像融化的黄油或糖浆在薄饼上那样四处渗到瑜伽垫子上。现在他们可以想象把这团物质倒进一个三角形的饼干模具中，他们正在形成这个形状。它们又被倒入一个正方形的饼干模具中，因此成了正方形。让他们经历更多的形状，如五角形、六角形等。直到最后他们返回到自己的瑜伽垫上。他们完全放松了。几分钟后，让孩子们开始伸展、摆动和移动，然后闭上眼睛坐在瑜伽垫子上。

时间：5~10分钟

感恩：让孩子们默默地感谢这美好的一天，为可以和房间里的每一个人一起练瑜伽而心怀感恩。他们应该感到幸运，可以如此有默契地跟大家一起创造他们喜欢的东西。重复"namaste"，结束。

时间：5~10分钟

10.动物、植物或矿物

教学要素：自由活动、自由表达、用来巩固抽象概念的感官探索、丰富语言、优雅和礼貌、合作。

道具：一团果冻橡皮泥或胶水，一串用线轴做成的脊柱，黄色便签条，带有图像的体式卡片（如果需要的话），音乐，瑜伽垫、草药眼罩、书（道格拉斯·伍德《我的宁静的地方》）。

目的：让孩子们聚在一起，欢迎他们参加瑜伽课。当他们安顿下来后，告诉他们，今天将讨论世界上三种最重要的东西——动物、植物和矿物。让他们说出一些动物的名字。给他们看一小块黏状物，告诉他们："没有脊椎或外骨骼的生物看起来就像这样，这是无脊椎动物。"然后向他们展示一个脊椎示例（要创建脊椎，请参见第一部分中的14.骨骼）。告诉他们有脊椎的动物叫脊椎动物。让他们说出一些动物的名字。然后讨论植物，如蔬菜、花卉等。最后，讨论地球上另一种没有生命的物质：矿物。讨论一些矿物质（如岩石、矿石等）。孩子们会给你举出更多的例子。

时间：5~10分钟

热身：指导孩子们仰卧在垫子上，双手放在胸前。现在让他们想象一下，他们是一只在平静的河流中漂浮的水獭。让孩子们想象一下在旅程中所看到的河岸、树木和森林里的动物。现在，当他们慢慢地漂向岸边时，让他们翻过身来，做四角板凳体式。接着做一套串联体式（参考附录"串联体式6"）。

时间：5~10分钟

连接："OM"唱诵。让大家围成一圈，手牵手，闭上眼睛，重复唱诵"OM"。这是宇宙神圣之音，听起来有点像振动的声音。让他们一起重复三遍，然后保持沉默。让孩子们注意一下，他们在吟唱的时候是否能感觉到房间里有振动的能量。让他们深吸一口气，然后在呼气时再次发出"OM"的声音，这样做三次。让孩子们以自己的速度去做，拉长声音。孩子们会告诉你，他们感觉到了声音的共鸣。他们会发现这很酷。

时间：5分钟

活动1："我是谁？"游戏。在便签条上写出一系列瑜伽体式，包括动物（如鱼、猫、火烈鸟等），植物（如树、捕蝇草、莲花等）和矿物（船、新月、大门等）。在每一个孩子背上粘上一个便签条，且不让其知道自己背后的便签条上是什么体式，然后选择一个孩子，让其他人展示该孩子便签条上的内容。看着其他人的展示，这个孩子必须猜出这是什么体式。每一个孩子一遍，猜猜看自己背上写的是什么。这一活动过程中，要确保让孩子们注意到他们的体式是植物的、动物的还是矿物的。

时间：10~15分钟

活动2：冰冻舞。让孩子们在房间里散开，放一些有趣的舞曲，让孩子们跳舞。偶尔停一下音乐，你喊出"矿物""植物"或"动物"，孩子们根据活动1中自己分到的便签条上的体式做动作。你也可以通过更加具体的口令（如让所有的脊椎动物都可以做体式）来补充这个活动。

时间：大约10分钟

呼吸：让孩子们放松呼吸。孩子们在游戏结束后会感到很热，所以让他们坐下来放松呼吸。让他们把舌头卷成吸管的形状，然后吸气。他们可以闭上嘴巴，通过鼻子把气呼出。这样反复做几次。

时间：大约5分钟

书：如果时间允许的话，请阅读道格拉斯·伍德的《我的宁静的地方》给孩子们听。

时间：5~10分钟

冥想：敲响钟声，暗示孩子们现在要做最后的放松。让孩子们闭上眼睛，仰面躺下，伸展身体。把灯光调暗，演奏轻柔的音乐。让孩子们感觉到自己的肩膀伸展到垫子上，后脑勺变得很沉重。告诉他们要轻轻地呼吸，让身体里面所有沉重的东西滑到两侧，流向垫子。让他们想象自己像是一个没有壳或骨骼的无脊椎动物。他们黏糊糊的，就像他们在课堂上看到的"黏状物"一样。可能是变形虫或细菌，也可能是鱿鱼。让他们觉得自己是漂浮在水面上的，没有具体形状，因为他们的形状总是在变化。告诉他们，想象一下那是什么感觉。一直继续自己的想象，然后让孩子们安静几分钟。敲响钟声，让他们开始活动脚趾和手指，并且伸展和移动。再让他们把膝盖靠近胸膛，用胳膊抱住自己，从一边滚到另一边。然后让他们恢复到坐姿，手指做出他们最喜欢的手印。

时间：5~10分钟

感恩：让孩子们静静地想一想，他们看到的物种和元素都是不同的和独特的。让孩子们对每件事的不同与独特心存感激。一成不变对他们没有好处，世界需要有所不同。大家的不同之处结合在一起才可以满足每个人的需要。

重复"namaste"，结束。

时间：5~10分钟

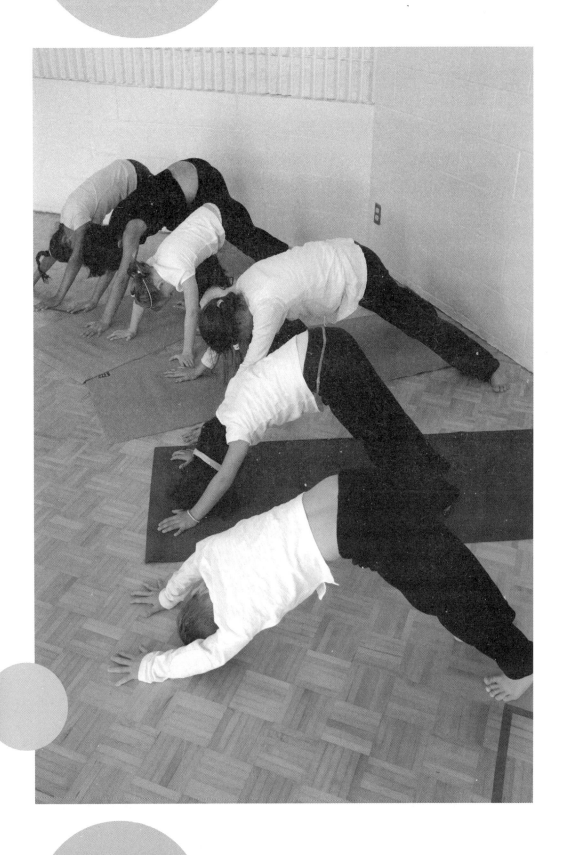

第三部分 10~12岁班课堂主题

1. 信任

教育要素：锻炼孩子的意志和创造力，丰富语言，学会关心他人，培养自主性，自由活动，通过感官探索进行学习。

道具：每人一根小绳子；两个孩子一组，确保每组有12个沙袋；确保一半人数的眼罩；瑜伽垫；音乐；毛绒玩具；钟。

目的：敲钟召集孩子，开始课程。首先，展开关于信任的讨论。可以问孩子以下问题：在生活中，我们可以信任哪些人？我们什么时候知道他们值得信任？我们又如何获取他人的信任？通过这些问题，告诉孩子们这次课程中的活动需要相互信任。

时间：5~10分钟

热身：让孩子们站成一圈，并让他们相互帮助，完成树式。他们可以以小组的形式，扶着他人的肩膀，来完成树式。接着，带领他们完成一套热身串联体式。

时间：5~10分钟

连接：创造形状。给每个孩子一段细绳。第一个孩子要把绳子放在圆圈中央，这时候，他所创造的图形只是一根线。然后，告诉孩子："现在我们试试能创造出哪些图形。"第二个孩子要将绳子连接在第一个孩子绳子的任意一端，这样就会创造出一个角，你可以给这个角取名。由此重复，第三个孩子可能会创造出一个三角形，或者是新形状的一条边。

让孩子们自由发挥，每摆好一个形状，都让孩子为其取名。

时间：大约10分钟

活动1：在黑暗中建造。将孩子们分成两人一组，让他们用沙袋堆出一个金字塔。一个孩子扮演"指挥官"，另一个孩子需要戴上眼罩，扮演"建筑师"。"建筑师"戴好眼罩后从教室的一头，在同伴的帮助下，用一种特定的方式（横向滑步、模仿企鹅走等）走到教室的另一头拿沙袋。他们拿好一定数量的沙袋后，必须回到起点，然后再去拿剩余的沙袋。当他们将全部沙袋运往起点后，就可以开始堆金字塔了。在这个过程中，"指挥官"可以和"建筑师"说话，提供指示，但不能

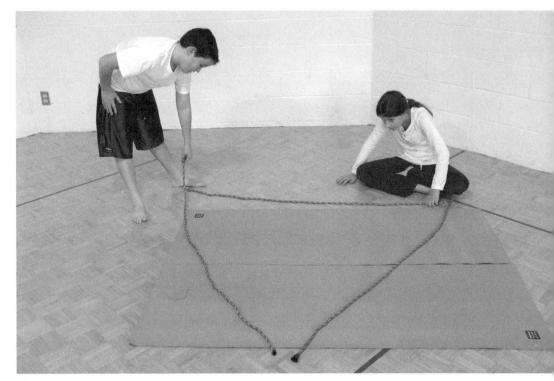

图3.1 孩子正在创造形状

碰触沙袋。当金字塔完成后，"建筑师"可以摘下眼罩。这时，大家可以相互赞扬别人的金字塔。接着，小组内的两个人互换角色，按之前的方式，再堆一次金字塔。

时间：大约15分钟。

活动2：风中的柳树。先让孩子们围成一个圆，然后选出一个孩子，让他戴好眼罩后站在圆中央。接着，告诉这个孩子："现在开始想象自己变成了一棵柳树，而周围的人则变成了风，风正轻轻吹过你的枝叶。"围成圈的孩子展开双臂，搭在两边同伴的肩上后，去触碰中间的孩子。中间的孩子必须充分信任周围的伙伴，倚靠在他们的身上，然后缓慢地沿着圆圈依次去倚靠周围的伙伴。中间孩子的心里会越来越有安全感，他会更放心地依靠在同伴的身上。这样，活动会更具趣味性。可以让每个想尝试的孩子都扮演一下柳树的角色。

时间：10分钟

双人瑜伽体式：箱式。这个动作需要充分的信任（参考附录"双人瑜伽体式"）。

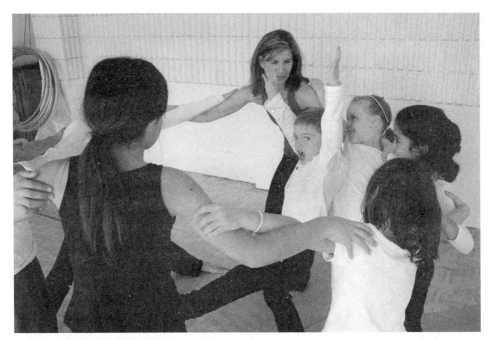

图3.2　风中的柳树

时间：5分钟

冥想：敲钟，让孩子们回到各自的瑜伽垫上。躺在垫子上，闭上眼睛，开始放松。播放一些轻柔的音乐，将毛绒玩具放在孩子的前额或者肚子上。告诉孩子们，这些毛绒玩具十分信任他们，所以不要让它们掉在地上。接着，让孩子们想象一片森林，它的上空高高地悬着一根钢丝，而他们就正躺在这根钢丝上。想象自己躺在钢丝的正中央，保持好平衡，从头到脚感受这根钢丝。肩部放松，肩膀下沉，双臂展开，掌心朝上。稳稳地躺在钢丝上，头部会感到有点重。即使周围有风，也要信任这个钢丝的承重可以保证他们的安全。但同时，要保护好身上"小伙伴"的安全。孩子们沉浸在这样的场景中1~2分钟后，让他们保持几分钟的安静。敲钟，让孩子们翻个身，拉伸，然后进入坐姿。

时间：5~10分钟

感恩：让孩子们闭上眼睛，将双手放在胸口上。然后，让他们在心里感恩生活中自己所信任的人。告诉他们，他人的信任既是礼物，也是责任，所以要好好珍惜。最后，双手合十，重复："namaste"，结束。

时间：5~10分钟

2. 环保行动

教育要素：鼓励自由活动，通过感官探索，丰富孩子的语言知识，锻炼意志和想象力；关注环境问题。

道具：帆布购物袋（每人一个），油性记号笔，每个呼啦圈内放入一些体式卡片或体式模型，写有如何改善环境的提示纸（每人一张），瑜伽垫，音乐，钟，2~3米长的绳子和两个一次性塑料杯。

目的：敲钟，让孩子们集合，坐在自己的瑜伽垫上。然后告诉他们，今天的课程将讨论如何通过保护环境，让他们拥有改变世界的能力。讨论当今环境所面临的一些问题，如全球变暖、臭氧层破坏和环境污染等。

时间：5~10分钟

热身：从适合孩子的拉伸动作开始，然后进入串联体式（参考附录"串联体式"）。

时间：5~10分钟

连接：传声筒。告诉孩子，通过这个活动，他们可以学会团体合作，这个活动还有助于他们真正地改变这个世界。将绳子两端分别固定在两个一次性塑料杯的底部，将两个杯子连接起来，就像一个临时电话。让孩子们围坐成一个圆，一个孩子对着杯子说出一种体式（如下犬式），让听电话的孩子做出这种体式。听电话的孩子可能听清、也可能没听清正确的体式，但必须做他或她所听到的体式。然后，讲电话的孩子将杯子传给没做过体式的孩子，由之前听电话的孩子告诉这个孩子要做的体式。就以这个方式继续，直到每个孩子都发出过指令并且完成了某一体式，然后让他们谈谈这次听力练习的感受。

时间：大约10分钟

活动：保护环境。给每个孩子发一个帆布购物袋。告诉孩子们，今天的活动会用到这个袋子，活动结束后，他们还可以在平时用这个袋子装物品。告诉孩子们，常见的一次性塑料袋丢弃后，要用一千年才能被降解。将呼啦圈分散在房间各处，每个呼啦圈内放一些体式卡片和提示。这些提示将帮助他们保护环境。让孩子们跟随快节奏的音乐舞动起来，当音乐停止时，他们要选一个呼啦圈，然后做呼啦圈里卡片上给出的体式，并拿走一条提示，提示要放在帆布包里。就像这样，让孩子们在房间里自由地走动，直到他们完成了所有呼啦圈里给出的体式，并且拿走了提

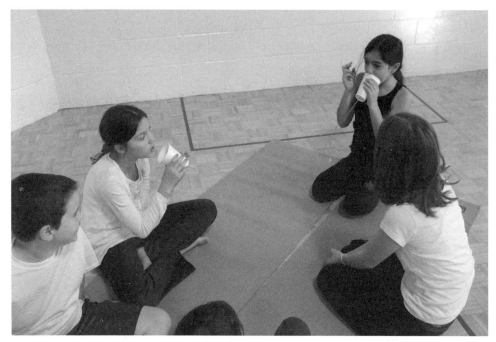

图3.3　传声筒

示。最后，可以让他们以小组的形式，坐下来将每个提示大声地读出来。例如，回收利用，刷牙时关水，将暖气温度调低1℃，捐赠旧衣服和书给贫困地区，加快洗澡速度，种植新植物，离开房间时随手关灯。可以增加任何你能想到的提示。

时间：15~20分钟

手工制作：孩子们可以用油性记号笔在帆布袋上画他们做过的体式，或者他们有关保护环境的想法。

时间：15分钟

冥想：敲钟，现在是最后的冥想时间。让孩子们躺在瑜伽垫上，将灯光调暗，播放轻柔的音乐。让他们不要乱动，闭上眼睛，去感受自己的想法。在这堂课上，孩子们想到了很多保护环境的方法。让他们在脑海中描绘一个美丽、干净、健康的地球。让孩子们想象一个完美的景象，这个地球上所有的污染都不见了——湛蓝的天空中鸟儿在展翅飞翔，清澈的河流中鱼儿在欢快地戏耍，郁郁葱葱的大森林里各种动物在自由活动。告诉他们，生活中的一个改变都能有益于环境。让他们静静地冥想一会儿，接着敲钟。让孩子们活动自己的手指和脚趾，摆动四肢；将膝盖贴近胸口，手臂抱腿，给自己一个大拥抱。接着，翻身，进入坐姿。

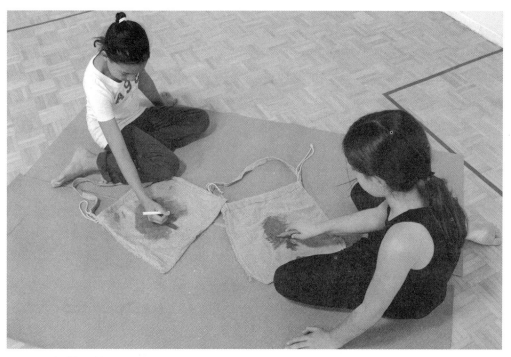

图3.4　保护环境

时间：5~10分钟

感恩：让孩子们感谢自己，并感谢自己拥有改善环境的能力、知识和力量。最后，双手合十，重复"namaste"，结束。

时间：5~10分钟

3. 几何学

教育要素：自由活动，自由选择，自我表达，丰富语言，通过感官探索和实际操作来理解抽象的概念，营造非竞争的环境。

道具：两大张布里斯托板（一张用于制作拼图，一张用作底板）；颂钵（或者其他你喜欢用的乐器）；用来画图的大画架或黑板，记号笔；瑜伽垫；音乐；草药眼罩（可选）。

目的：敲响颂钵，将孩子们召集起来。将瑜伽垫围成一个圆，让他们坐在垫子上。告诉他们，今天这堂课要讨论几何学，几何学是研究图形、角度及测量长度的，几何学属于数学。让孩子们自由讨论，告诉他们在讨论前，先试着用自己的身体来摆出几个图形。

时间：5~10分钟

热身：先让孩子们热身，如用身体做球形或圆形。然后，让他们躺在垫子上，身体尽量伸展开，变成一条直线。接着，让他们站起来，两条腿分开站立，手臂紧贴身体两侧，双腿与地面成一个三角形。让孩子们用身体再做几个圆形，然后进入简单的瑜伽串联。

时间：5~10分钟

连接：人体金字塔。将孩子们三人分成一组。三个人手拉手，围成一个圆；让他们的脚在原地不要动，然后把握着的手向前伸，合到一块儿，这样他们的头就会聚在一起，一个人体金字塔就诞生了；再让他们把手往回收，身体会慢慢地站直。重复几次这个动作。

时间：5~10分钟

活动1：猜猜我的形状。将孩子们集中起来，让他们每个人从帽子（或者袋子）里选择一张写有形状名称的纸条（纸条上写一些立体图形，如圆柱体、立方体、金字塔、矩形棱柱、球体、椭圆体、卵球形等），注意不要让别人知道。然后，他们必须尽最大的努力用自己的身体来展示这种形状。每个孩子可以在轮到自己展示时，邀请同伴来帮助自己，其余的孩子可以猜猜这个孩子抽到的是哪种形状。他们一边猜，你一边将他们的答案写在画架或者黑板上，展示给全班看。如果孩子们很积极，之后可以让他们画出这些形状。

时间：10~15五分钟

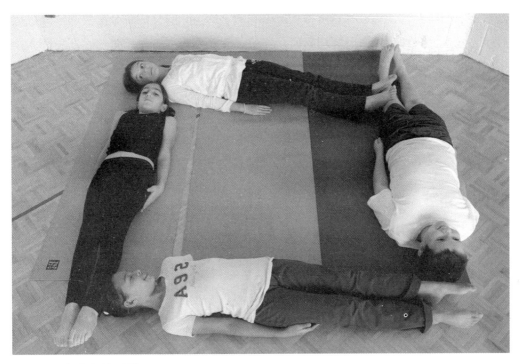

图3.5　猜猜我的形状

　　活动2：完成拼图。在一张布里斯托板上绘制一个大型的多片拼图。拼图可以由不同大小的三角形、正方形及长方形组成。画好后，将它们剪下来。将另一张纸板作为底板，以便之后完成拼图。所有的孩子现在是一个整体，给每个孩子一块拼图，让他们一起协作完成拼图。当他们完成时，将底板给他们，看看他们是否正确地完成了拼图。接着让他们尝试移动几块拼图，来创造新的图形。看看他们是否能够准确地创造出正方形或长方形。让孩子们自由发挥，自己探索。

　　时间：10~15分钟

　　合作动作：将孩子们两两分成一组，每一组说出一种形状（如星星、月亮或金字塔等）。接着，让他们一起合作，用身体摆出他们所说的形状。

　　时间：大约5分钟

　　冥想：敲响颂钵，让孩子们回到各自的瑜伽垫上，开始最后的冥想。调暗灯光，播放轻柔的音乐；让孩子们闭上眼睛，手臂放在身体两侧，手心向上，下巴向胸口微收。让孩子们收紧脚部的肌肉，坚持四秒，然后慢慢放松；将注意力集中到小腿肚，收紧那里的肌肉，坚持四秒，然后慢慢放松。带领孩子们完成渐进式的放松，让他们体验紧张和放松这两种状态之间的不同。让身体的每个主要部位都进行放松。接着，向耳朵的方向提起肩膀，然后慢慢放下。做一些夸张的脸部表情，挤挤眼睛，然后放松。这时，他们完成了全身放松，让他们静静地躺一会儿，深呼吸，将紧张随着呼气排出体外。敲响颂钵，让他们慢慢伸展，翻身，进入坐姿，闭上眼睛，做一个自己喜欢的手印。

时间：5~10分钟

感恩：让孩子们在心中对今天课堂上一起合作完成几何形状的所有伙伴表示感谢。团队协作中，最值得赞扬的就是帮助他人的举动和集体意识。他们要掌握团队协作的能力，并且在日后生活和学习中合理运用。最后，双手合十，重复"namaste"，结束。

时间：5~10分钟

4. 食物链

教育要素：鼓励自由选择、自由活动，丰富孩子的语言，学会合作，形成环保意识。

道具：事先准备好一些卡片，上面画好草食或者食肉动物，一些纸条，上面写着"庇护处""食物""水"，动物卡片或者动物模型，瑜伽垫，音乐，钟或锣，复印纸，事先绘制好的食物金字塔。

目的：敲钟（或锣），让孩子们回到自己的瑜伽垫上，欢迎他们参加本次瑜伽课。告诉他们，今天的课程主题是关于大自然中的食物链，可以问问他们："什么是食物链？"和孩子们一起讨论动物的基本需求（食物、水、庇护处等），以及动物王国里的动物组成——食草动物（以草为食）、食肉动物（以肉为食）和杂食动物（以植物和肉为食）。将动物卡片一一展示给孩子们，看他们能认出哪些动物，并且在讨论的过程中，适当地解释什么是食物金字塔（如小草需要阳光和水，麋鹿吃草，而狮子吃麋鹿等）。

时间：**5~10分钟**

热身：本次课程的热身，孩子们将模仿动物的动作。每模仿一个动物，可以问孩子，这是哪种类型的动物（食草动物、食肉动物、杂食动物）。接着，进入串联体式。

时间：**5~10分钟**

连接：喂养动物。让孩子们围成一个圆，给每人一个动物模型或者一张动物卡片。计划好哪部分孩子是食草动物（如兔子、马、鸭子、鸽子），哪部分孩子是杂食动物（如火烈鸟、熊、猴子），哪部分孩子是食肉动物（如狼、狮子、狗）。然后，在纸条上写上：草（代表食草动物的食物），肉（代表食肉动物的食物）和杂（代表杂食动物的食物）。写好后，把纸条放在圆中央，让一个孩子走到圆圈中（假设他或她是兔子），选择相应的食物纸条（他或她应该选择写有"草"的纸条），拿起纸条，回到原位后，模仿该动物的动作。让每个孩子都做一遍。

时间：**大约10分钟**

活动：生存游戏。给每个孩子都分配一个角色，可以是食草动物（如麋鹿、兔子等），或者是食肉动物（如狼、美洲豹等）。分配好后，让他们在教室里分散开，想象现在是在野外，开始扮演自己的角色。准备一些纸条，上面写着"庇护处""食物"和"水",把纸条放在教室中央的呼啦圈内。准备好这些后,播放一些欢快的音乐,让孩子们跟着音乐舞动起来,每隔一段时间暂停播放音乐,这时孩子们可以到圈里拿一张纸条。在选择的时候,告诉他们要动动脑筋,想要生存,这三样东西缺一不可,特别是食草动物,它们需要很多的"庇护处"。等圈里的纸条都被拿走后,结束这个环节,进入下一环节,开始狩猎!食肉动物可以追逐,触碰食草动物,设定时间,狩猎结束时敲钟。在追逐过程中,只要没被食肉动物触碰到,食草动物就是安全的;一旦被碰到,他们就得给抓到他们的食肉动物一张"庇护处"纸条。如果食草动物失去了所有的"庇护处"纸条,那他们就等于被"吃掉"了,需要坐到一旁观看游戏。敲钟,开始新一轮的狩猎。每隔几轮狩猎,你可以喊"干旱""饥荒"或者"攻击",然后食肉动物必须扔掉一张纸条(干旱对应"水",饥荒对应"食物",攻击对应"庇护处")。食肉动物如果失去所有的纸条会被淘汰。当游戏只剩最后一只动物时(一个孩子),游戏结束,他或她就是最后的生存者。

时间:15~20分钟

冥想:敲钟,集中孩子们,开始放松,调暗灯光,播放轻柔的音乐。让孩子们躺在瑜伽垫上,四肢舒展开,手心朝上,脚自然放松,下巴向胸口微收。开始腹式呼吸:吸气时小腹微微隆起,呼气时小腹一点一点内收。让他们想象自己正在一片森林中,初升的太阳正一点点爬过地平线,清晨的空气清新十足,周围仿佛静止了。现在,他们要想象自己正在林间行走,脚下感受到湿湿的露水,耳边听到脚踩落叶的声音。一定要保持安静,不要打扰到正在休息的动物们。仔细观察周围的一切,现在气温有点低,所以可以看到呼出的白气,想象着去触摸周围树木上柔软的苔藓,还有湿漉漉的树叶。持续这种想象练习,让孩子们进行一种感官体验,仿佛他们真的在林间旅行。之后,保持安静一会儿。敲钟,让孩子们伸展身体,起身恢复到坐姿,做他们喜欢的手印。

时间:5~10分钟

感恩:让孩子们默默地感恩大自然的生存秩序,以及我们周围那些生存下来的生物。我们是幸运的,作为聪明、健康的人类,要确保大自然的生存秩序不会被疾病、干旱和饥荒等打破。最后,双手合十,重复"namaste",结束。

时间:5~10分钟

5. 学习减压

教育要素：学会关心自己，相互合作，独立自主；鼓励自由活动、自由选择，运用感官探索。

道具：制作草药眼罩所需的材料（布袋、自封袋或束口袋；荞麦壳、决明子；薰衣草干花）；瑜伽垫；音乐；钟或锣；用卡纸制作的钟面，并标出分钟刻度（每个孩子两张，用大信封装好）；每人一把剪刀。

目的：敲钟（或锣），把孩子集中起来，他们可以以舒服的姿势坐在瑜伽垫上。今天这堂课的话题是，说说自己在生活中遇到的不可避免的事情，如小测试、期末考试等。每当人们为这些事情感到焦躁不安时，体内会产生一种化学物质，来帮助我们缓解压力，这些物质被称为"肾上腺素"。接着，介绍肾上腺素的好坏。尽管这种物质在特定的情况下能够帮助我们（如我们身处危险之时），但如果体内一直释放肾上腺素，它们也会透支，会让我们变得疲惫不堪。所以，过度的压力会抑制肾上腺素的有效性，一旦它们透支，就无法正常工作。接着，展开讨论，即自己经历过哪些压力很大的情况。讨论结束后，告诉孩子们，今天将学习一些减压方法，这些减压方法可以帮助他们更好地学习和工作。

时间：大约10分钟

热身：开始时，双膝跪在瑜伽垫上，让孩子们想象自己刚刚结束了一天忙碌紧张的学习。然后，张大嘴巴，像狮子一样吼叫，把压力释放出来。进入下犬式，双腿轮流做几次后踢腿（像马一样），这个动作会使孩子更有活力、更自信。之后，让他们站起来，吸气时手臂向上伸展；呼气时，手臂下落，喊出"哈"的声音。重复几遍，进入串联体式（参考附录"串联体式3"）。

时间：5~10分钟

连接：颈部按摩。让所有孩子围成一个圆，一起向右转，脸朝右手边同伴的背部。开始进行颈部和肩部的按摩，后面的孩子给前面的孩子按摩。在他们按摩的时候，可以告诉他们，在书桌前学习很长时间后，需要休息一会儿，这时按摩就是很好的选择。

第一步，用双手揉捏前面的孩子肩膀上的肌肉，从颈部到肩部，来回揉捏。第二步，用一只手轻轻按住颈部后侧，按住后慢慢向上移动，移到头顶后再慢慢往下顺着脊柱移到尾骨，整个过程用手轻轻发力。第三步，将两只手的拇指分别压在颈部下方靠近脊柱的位置，然后身体前倾，将身体的力压在两个拇指上。重复几次身体前倾的动作，可以问问孩子们，按摩后的感觉如何。

时间：5~10分钟

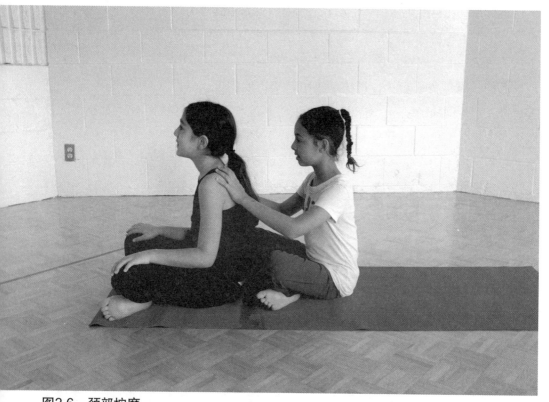

图3.6　颈部按摩

活动1："避难所"（安静的地方）。让孩子们在教室内找一个地方坐下，尽量分散开，同伴之间相互保持一定距离。让孩子们在家里也找一个这样安静的区域，用来学习或思考。这就好像是他们的"避难所"。因为学校里很吵，所以他们在家里要有一个"避难所"，来做在学校里无法完成的事。现在，想象自己就在这个"避难所"里，可以进行调息练习。闭上眼睛，双手放在腹部，慢慢吸气，耗时约5秒，然后屏息，保持2~3秒，再缓慢呼气，这个过程大约5秒。整个呼吸过程重复四次。想一个自己的口头禅，或者最先想到的词语，可以是简单的语气词"呃"，也可以是短句，如"我一定能行"，在呼气的时候，不断地对自己重复这个词语或短句。在练习的过程中，告诉孩子们，他们感到压力很大的时候，可以试着用调息来缓解压力。

时间：**5~10分钟**

活动2：安排时间。给每个孩子一个信封，里面装有两个钟面。之后，把其中一个剪成多个不同的扇形。让孩子假设自己必须完成三项作业，现在要决定完成每项作业所要用的时间，按照时间长短，决定扇形的大小，然后将它们剪下来。当然，别忘了还有休息和洗澡的时间，所以要有一些小扇形。提醒他们，考虑好每个扇形大小后，再开始剪。最后，将剪好的扇形（代表着不同活动），拼成一个圆，放在另一个完整的钟面上，应该正好是60分钟。拼好后，他们可以看看同伴的时间安排，对比一下是否一样。因为每件事在他们内心有不同的优先权，所以会出现细小的差别。

时间：**大约15分钟**

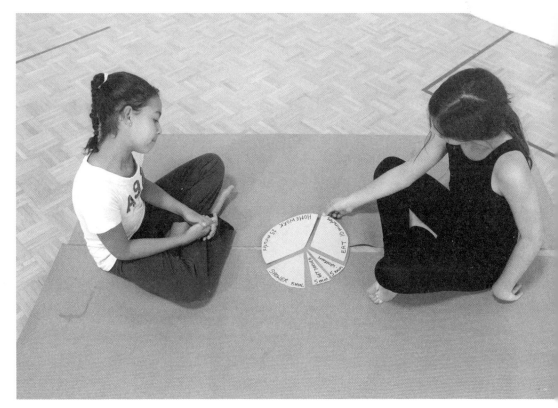

图3.7　安排时间

手工制作：草药眼罩。这种眼罩十分适合在孩子的大脑和眼睛需要休息时使用。首先，让孩子们围坐在一起，给每个孩子发一个小布袋（可以是束口袋或缝制的布袋，也可以是自封袋）。袋子留一个开口，等活动结束时，可以缝或者密封起来。准备一个大大的碗，在碗中混合荞麦壳、决明子及干燥的薰衣草，把碗放在孩子们围成的圆圈中间，让他们轮流用勺子将混合物填充到自己的袋子里。填充好后，他们可以互相帮助，将开口缝起来，也可以由你来帮他们缝袋子。

时间：5~15分钟

冥想：敲钟（或锣），手工制作结束，进入冥想时间。孩子们可以使用刚刚制作完成的草药眼罩，躺在瑜伽垫上。调暗灯光，播放轻柔的音乐。让孩子们慢慢闭上眼睛，外面的一切都消失了，将注意力放在自己想象的画面上；想象自己坐在湖边码头的甲板上，正在看远方，太阳渐渐消失在天际，这时候太阳的颜色是渐变的，最上面是明艳的黄，中间变成了橙色，而到了靠近地平线的部分，又成了赤红色；想象自己的双脚正缓缓地探入湖水中，脚尖感到一丝凉意，看眼前，太阳的余晖照在湖面上，波光粼粼。呼吸间，全是大自然的味道，有湖水的清新，还有松树和野花的清香。持续感官体验，保持几分钟的安静，敲钟。孩子们慢慢地伸展，从一侧起身，进入坐姿，双手做成大象神手印，这个手印可以帮助他们集中注意力。

时间：5~10分钟

感恩：在内心感恩自己拥有独立学习、独立成长的机会，感恩那些在学习过程中帮助过自己的人。最后，双手合十，重复"namaste"，结束。

6. 轮穴

教育要素：运用瑜伽动作，对抽象概念进行感官探索，完成一系列指令，合作，强调"自爱"的重要性。

道具：多份绘有轮穴的人体图，瑜伽垫，钟或颂钵，音乐，每人一把座椅。

目的：敲钟或颂钵，课程开始。让孩子们以一个自己舒适的姿势坐在瑜伽垫上。这堂课的内容是探索人体的部分，古印度的瑜伽修行者称之为轮穴。向孩子们展示绘有轮穴的人体图。几千年前，瑜伽修行者认为，人体的健康需要普拉那，也就是呼吸能量，其在体内每个能量中心，即轮穴之间自由地流动。这虽然是几千年前的说法，但是时至今日，它依然有其道理。通过呼吸练习来让普拉纳在体内流动，加上瑜伽动作练习，对身体健康十分有益。呼吸时，集中注意力，感受能量在体内的流动，使脉轮通畅。然后，向孩子们介绍每个脉轮，从根轮（纯真轮）开始，可以讲解哪些器官位于身体的这个部位。

时间：大约10分钟

热身：告诉孩子们，接下来将做一套串联的瑜伽体式，通过这些体式，通畅轮穴，使能量能够自由地在轮穴间流动。按顺序做以下几个瑜伽体式：摊尸式，莲花坐式（可以告诉孩子们该动作有益于根轮），船式（有益于腹轮），木马式（有益于脐轮），骆驼式（有益于心轮），烛台式（有益于喉轮或心轮），犁式（有益于眉心轮，亦称三眼轮，头部正中间，两眼之间）。之后，进入鱼式，来激活顶轮。最后，仰卧放松一会儿，结束。

时间：5~10分钟

连接：组合平衡。所有孩子围成一个圆，坐下，每个孩子抓住旁边伙伴的手腕，然后同时站起来。先抬起右脚，单腿保持一会儿平衡；放下右脚，抬起左脚，保持平衡。接着，一起坐下。注意，坐下时手仍要抓着旁边伙伴的手腕。让孩子们把双手放在一起，快速搓手，感觉掌心产生一股摩擦热流，然后和两边的伙伴掌心相对，感受能量在手掌间传递，从而将所有人连接在一起。

时间：5~10分钟

活动："椅子瑜伽"。先在瑜伽垫上摆放一个椅子，所有孩子坐在各自的椅子上。展示"椅子瑜伽"体式，边做示范，边告诉孩子们该体式的要点。在学校学习时，如果没有灵感、身体乏力，练习一些"椅子瑜伽"体式可以帮助能量和气息在体内流动起来。练习一会儿"椅子瑜伽"体式可以让思想活跃起来，全身充满活力，更好地学习工作。展示几个瑜伽体式（见本页附图），让孩子们思考，通过做这几个体式，能量主要流向哪个轮穴。

时间：10~15分钟

双人瑜伽体式：章鱼式。让孩子自己找搭档，两人一组，做章鱼式（参考附录"双人瑜伽体式1"）。做这个体式时要配合深呼吸，以刺激腹轮和脐轮。

时间：10~15分钟

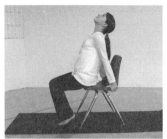

图3.8　后屈式

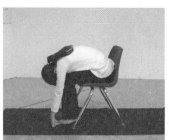

图3.9　前屈式

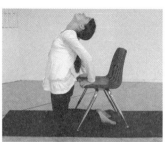

图3.10　骆驼式

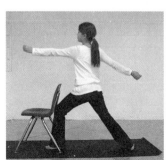

图3.11　战士式

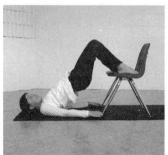

图3.12　肩部支撑

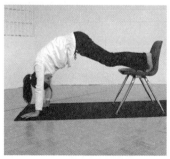

图3.13　下犬式

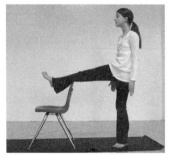

图3.14　站立拉伸

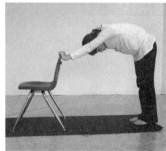

图3.15　直角式

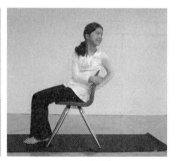

图3.16　坐姿转体

冥想：敲钟，进入冥想环节。调暗灯光，让孩子们躺在瑜伽垫上，保持不动，闭上眼睛。播放轻柔的音乐。让孩子们放缓呼吸，用鼻子吸气，感受气息一路向下，来到根轮。想象气息一到根轮，瞬间燃起红色的火焰，充满能量，然后吐气。再吸气，将能量送到腹轮，想象那里变成了一片橙色，能量在那里流动着，呼气。接着，吸气，将能量传递到脐轮（腹部），那里瞬间变成明黄色，呼气。之后，深深吸一口气，将能量送到心轮（心脏），那里则变成了深绿色，呼气。然后吸气，将能量送到喉轮，想象那里变成了深蓝色，然后将气体全都呼出。继续吸气，将能量送到眉心轮，想象那里变成了好看的紫色，然后呼气。最后，吸气，将能量送至顶轮，想象那里变成了比眉心轮较浅的紫色，近乎淡紫罗兰色，呼气。现在，感受能量在每个脉轮间均匀地流动。这种流动越稳定，身体就会越有活力、越健康。让孩子们静静地躺一会儿再敲钟。让他们慢慢伸展，从一侧起身，进入坐姿，双手放膝上。

时间：**5~10分钟**

感恩：让孩子们感恩自己拥有激活和理解身体能量中心的能力，并通过瑜伽练习，通畅脉轮，得以为健康服务。最后，双手合十，重复"namaste"，结束。

时间：**5~10分钟**

7. 地球元素

教育要素：重视社会活动，学会互相尊重；通过自由活动和选择，让孩子了解地球保护；丰富语言。

道具：制作风车折纸所需的正方形纸、别针和带橡皮的铅笔；书（玛丽·霍夫曼著，简·雷绘图的《土地、火、水、空气》）；瑜伽垫；音乐；钟；一些小沙袋；每人一根弹力带（可用围巾、皮带或领带代替）。

目的：敲钟，让孩子们坐到各自的瑜伽垫上。首先，欢迎他们参加这次的瑜伽课。然后，与孩子们一同讨论地球元素，问问他们是否知道地球的四种主要物质。孩子们可能会知道答案（火、水、空气和土地）。接着，讨论这些物质所蕴含的能量、作用，以及与地球的关系（为地球提供了什么），而这堂课的主题就是有关于这些物质所蕴含的能量的。

时间：**5~10分钟**

热身：告诉孩子们，在热身时，他们要将弹力带套在腿上，想象自己在看书。先让孩子们围坐成一个圆，每人拿一根弹力带（围巾或皮带也可以），然后躺在瑜伽垫上。先抬起右腿，膝盖微屈，然后把弹力带绕在脚底最宽的位置（前脚掌），双手握住带子的两端。将腿伸直的同时，双手向下使带子降低，但手仍然保持紧握弹力带。然后，可以用右手握住弹力带的两侧，右腿向右侧打开，伸展到极限，就像在打开一本书的封面。孩子们可以用弹力带来控制伸展的动作。再将腿收回到开始的位置，左手握住带子，右腿向左侧下放到极限，就像是在翻页一样。让孩子们多练习几次，熟悉这个动作。当他们需要增加拉伸力的时候，他们要拉紧弹力带。然后，取下弹力带。左腿按同样的方法完成拉伸练习。左腿的拉伸结束后，询问孩子们，腿部的内侧是否有拉伸感。

时间：**5~10分钟**

连接：建造金字塔。给每个孩子发一个小沙袋。今天的任务是靠团体协作，用沙袋造一个大型金字塔。可以给孩子展示最终的效果图。让孩子们一个接一个地将沙袋在地上摆成一条线，作为金字塔的底层；第二层比底层稍短一些；第三层再短一些；依此类推，最后一个孩子将沙袋摆在金字塔最高层的正中间。完成后，可以让孩子们欣赏由他们一同努力建造的金字塔。

时间：**5~10分钟**

　　活动：元素标签。告诉孩子们，在这个活动中，会分配给每个人一个角色。其中的两个孩子扮演"空气"的角色，其余的孩子扮演"土地"的角色。每当扮演"土地"的孩子被扮演"空气"的孩子触碰到时，将会产生摩擦力——当空气摩擦土地时，会产生火，所以被触碰到的"土地"将着火。这时候，他们必须停下来，并且做一个瑜伽体式（下犬式），所做的体式要留有一定的空间，让其他"土地"伙伴能够从其身下穿过去，就像一条小溪流过土地。这样，大火就被浇灭了。一旦大火被浇灭，他们就可以重新回到游戏中。当所有的"土地"都被"空气"触碰到时，游戏结束，扮演"空气"的孩子获胜。游戏进行一段时间后，可以让孩子们进行角色互换。

　　时间：10~15分钟

　　呼吸：在进行了激烈的游戏后，让孩子们坐在瑜伽垫上，慢慢平静下来。做风吹水面式呼吸练习（参考附录"呼吸练习8"）。

　　时间：5分钟

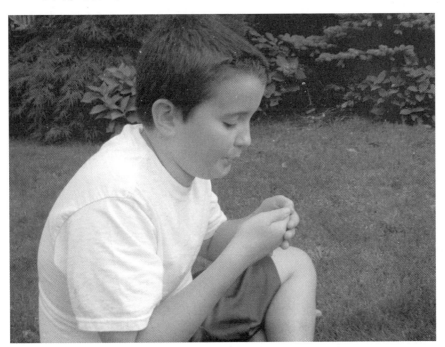

图3.17　风吹水面式呼吸练习

　　手工制作：制作风车。为每个孩子准备好制作风车所需的手工纸（20厘米×20厘米的正方形手工纸，沿对角线对折再对折，然后展开，沿折痕将四个对角各剪开

2/3左右）。现在有八个角，将其中四个对角交错向中心折，然后用大头针固定，把铅笔置于风车背面，将大头针的尖头固定在铅笔顶部的橡皮上。这样，风车就牢牢地固定在铅笔上了。完成制作后，孩子们可以大力地吹风车，让它转起来。

书：阅读由玛丽·霍夫曼著、简·雷绘图的《土地、火、水、空气》。如果时间允许，可以让孩子们演绎一些书中的情节，将会十分有趣。

时间：5~10分钟

冥想：让孩子们躺在瑜伽垫上。调暗灯光，播放一些舒缓的音乐。让孩子们闭上眼睛，手心向上，下巴向胸口微收；放轻呼吸，注意每一次的吸气和呼气。告诉孩子们，随着呼气，内心所有不好的事情都会离开他们，而因为不好事情的离开，他们的内心会留出更多的空间。再次吸气，那些新鲜、幸福、明亮的能量也随之填充到那些空间里，就像一束明亮的光，照进了内心。这股能量使他们可以做任何自己想做的事。呼气，所有消极的、不好的情绪都随之离开身体；吸气，积极的、愉快的情绪充盈全身。让孩子们全神贯注于呼吸练习，练习几分钟后，保持安静一会儿。

时间：5~10分钟

感恩：让孩子们伸展四肢，活动手指和脚趾，然后起身，进入坐姿，做金星手印（一只手放在另一只手上），这个双手契合的动作，能让孩子们感受到温暖和爱。让孩子们在内心感恩这些地球元素——火、空气、水和土地。我们每个人都使用着这些元素，也正是这些元素，将所有人联系在一起，成为命运共同体。最后，双手合十，重复"namaste"，结束。

时间：5~10分钟

8. 环球旅行

教育要素：自由活动、自我表达能力、想象力、感官探索、丰富语言、文化。

道具：复印好世界地图，每个孩子一份；铅笔、蜡笔或记号笔；瑜伽体式贴纸（非必要）；瑜伽垫；音乐；钟；一个大的地球仪。

目的：敲钟，课程开始。先让孩子们放松地坐在瑜伽垫上，告诉他们，在今天这堂课上，他们将环游世界，讨论他们一路上的所见所感。请几位孩子说说自己去过哪些地方及想去哪些地方。

时间：5~10分钟

热身：让孩子们进入简易坐姿。吸气，手臂向上抬，然后手心向外，手臂向两侧伸展；呼气，手臂放下。再次吸气，两手臂向上抬起，手掌在头顶上空放平；呼气，手臂放下，回到身体两侧。重复练习以上动作一分钟左右，然后开始串联体式（参考附录"串联体式2"）。

时间：5~10分钟

连接1：转转地球仪。让孩子们围坐在一起，将地球仪放到他们围成的圆内。邀请一个孩子转动地球仪，接着闭上眼睛，用食指点在地球仪上，使它停止转动。如果孩子食指点在了墨西哥（Mexico），那他就要做一个首字母为"M"的体式，如人鱼式（mermaid）。就像这样，让孩子们轮流在地球仪上点一个地方，然后说出该地方的名称，再做一个与名称首字母相同的动作。

时间：大约10分钟

连接2：下犬式隧道。先问问孩子们，知不知道什么是隧道。例如，英国和法国之间就有一条海底隧道，连接这两个国家，叫作英吉利海峡隧道，是世界上海底段最长的隧道；而位于日本的青函隧道是世界最长的海底隧道。让他们讨论一下自己知道的隧道，然后告诉他们，在今天这堂课上，他们将用下犬式，建造一条隧道。让所有的孩子站在教室的一端。第一个孩子跑到教室另一端，然后做下犬式；第二个孩子跑过去，从第一个孩子的身下穿过后，在他身边做下犬式；第三个孩子穿过两个孩子后，在他们旁边做下犬式；每个孩子做动作同时，要注意排成一条直线。让孩子们一个接一个地穿过前面孩子完成的隧道，然后做下犬式；在最后一个孩子穿过整个"下犬式隧道"后，所有的孩子可以进入儿童式，休息片刻。

时间：5~10分钟

活动：一起去旅行。让孩子集中围坐在一起（敲钟集合），告诉他们现在要出发去旅行了。首先要制订一个计划：去什么地方及该如何去。从大西洋出发，向欧洲前行。在地球仪或地图上指出欧洲的位置。也许他们应该坐船前往英国。让孩子们进入船式，排成一排。孩子们在旅途中会看到不同的动物，他们可以用瑜伽体式来模仿各种动物。例如，他们可以用鱼式来模仿海豚。最后，他们成功抵达伦敦。他们可以看到伊丽莎白塔（旧称大本钟），然后"眼睛跟着时钟转"。这个练习，需要孩子们想象自己眼前有一个时钟，向前抬起一只手臂，竖起拇指，然后手臂画一个大圆圈，头保持不动，眼球跟着拇指转动。这是一个很棒的眼部训练。现在，他们将要离开伦敦，可以乘坐火车前往埃及（这里你可以让孩子们玩开小火车的游戏），每个人可以做金字塔式。然后，继续旅行，可以做一些孩子们知道的体式。例如，到达夏威夷时，进行火山呼吸训练；到达南极洲时，可以做海豹式；到了撒哈拉沙漠，可以做骆驼式；到瑞士阿尔卑斯山时，可以做山式；等等。孩子们会有

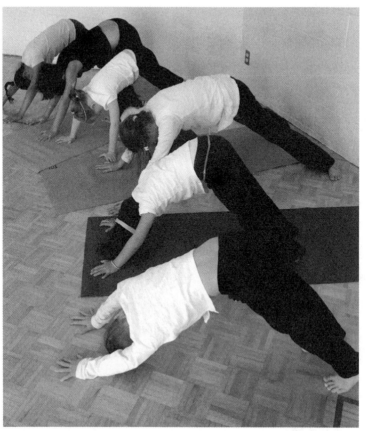

图3.18　下犬式隧道

很多新想法，让他们自由发挥。最后回到出发地，进入儿童式，休息片刻。

　　时间：**10~15分钟**

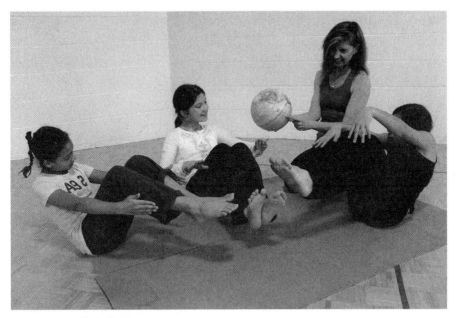

图3.19　一起去旅行

　　呼吸：倒计时呼吸。让孩子们坐在瑜伽垫上放松，开始进行倒计时呼吸训练（参考附录"呼吸练习15"）。

　　时间：**5分钟**

　　手工制作：我们在哪儿？给每个孩子发一份世界地图和铅笔（或者蜡笔、记号笔等），让他们在地图上用箭头标示今天的旅游路线。可以在每个目的地进行标识，贴上所做的瑜伽体式贴纸，还可以写出每个目的地的名称。可以给孩子们一份印有完整名称的地图作为参考。

　　时间：**大约10分钟**

　　冥想：敲钟，结束手工制作活动，让孩子们坐在瑜伽垫上，开始放松。调暗灯光，播放舒缓的音乐。然后，让孩子们躺在垫子上，闭上眼睛，尽可能地保持不动。让孩子们想象自己正在飞毯上开启一段新旅程；感觉自己的身体深深陷进了垫子里，十分安全。环球旅行正式开始，俯视大海，能够发现之前在船上见到的各种各样的动物；渐渐地，欧洲海岸线跃入眼帘；快速地飞跃大本钟和伦敦桥；旅程继续，感受着凉爽的空气，云朵轻轻地拂过脸颊。继续旅行一段时间，最后，飞毯平稳地着陆，旅行结束。让孩子们安静地躺一会儿，敲钟。让孩子们慢慢地伸展，从一侧翻身起来，进入坐姿。可以让他们用一个自己觉得舒服的坐姿休息。

　　时间：**5~10分钟**

　　感恩：让孩子默想今天课堂上观光的所有地方。感恩这世界上有如此之多的人文景观，以及那么多迷人的景色。最后，双手合十，重复"namaste"，结束。

　　时间：**5~10分钟**

9. 分数的概念

教育要素：更高层次的感官探索，自由活动，让孩子主动学习和理解抽象的概念，丰富语言知识。

道具：设计一些卡片，上面画有某种生物及组成该生物的某些部位〔（如一张卡片上是一条鱼，鱼的某个部位（鳃、鳍、尾等）用阴影表示〕；彩色黏土；瑜伽垫；钟或锣；音乐；草药眼罩（可选）。

目的：敲钟或锣，召集孩子，向他们表示欢迎。然后展开讨论——我们是如何成为团体中的一员的？这里提供参考，假设班级中有16个孩子，就可以告诉孩子们，现在班级中一共有16个同学，每个同学就是这个班级总人数的1/16。接着可以提问，如果班级里的人数少了一半，只有8个同学，每个同学是班级总人数的几分之几；如果再减少一半的人数，只有4个同学，这时每个同学是班级总人数几分之几。可以先把他们聚成一个大组，然后随着人数的减少，将组划分开。接着，可以邀请孩子们交流关于分数的概念。

时间：5~10分钟

热身：先让孩子们坐在瑜伽垫上，用鼻子深吸一口气，用嘴呼气。呼气的同时，发出"哈"的声音，一共做三次。然后，进入串联体式（参考附录"串联体式5"）。

时间：5~10分钟

连接：搞笑交响乐。请一个孩子起交响乐的第一个调，先吸气，再呼气，同时发出"哈"声；然后，第二个孩子加入演奏，同样地，也是呼气时发出"哈"声。像这样，孩子们依次加入到交响乐的演奏中，直到所有的孩子都参与到演奏中，一起吸气，呼气时发出"哈"声。此时，大家就好像在一同演奏一曲美妙而嘹亮的交响乐。结束时，可以让孩子回想演奏时的感觉。

时间：5~10分钟

活动：整体与部分。将准备的卡片展示给孩子们（包括动物的整体和部分，就像之前提到的鱼）。卡片上的图片都是相同的，但动物的某一部位用阴影表示。例如，一张卡片上的鱼鳃用阴影表示；另一张卡片上的鱼鳍用阴影表示等。向孩子说明动物每个身体部位的作用：哪个部位用于呼吸，哪个部位用来观察，哪个部位用来划水等。给孩子们分组，用彩色黏土捏出动物身体的各个部位，每个孩子完成一个部位，可以提供各个部位的卡片给他们参考。每个孩子都完成后，将不同的部位组合起来，组成一个完整的动物。然后，讨论动物每个部位的作用，如呼吸、进食、自我保护、繁殖等。告诉孩子们，不同的身体部位协同工作，动物才能生存，人类也是。

时间：10~15分钟

冥想： 敲钟或锣，进入本节瑜伽课的尾声。让孩子们在瑜伽垫上，放松，进行冥想环节。调暗灯光，播放柔和的音乐。让孩子们闭上眼睛，慢慢地躺在瑜伽垫上，掌心向上，后脑勺紧紧地贴在瑜伽垫上，呼吸放缓。问他们在今天制作的生物中，最先想到的是哪个（可能是鱼、花或树）。然后想象这个生物的颜色，可能是五彩斑斓的，也可能是单一颜色的；再想象它出现在眼前，伸手就能触碰到它。它的触感如何呢？接着，想象这个生物为我们的地球增添了一份独属于它的美。保持几分钟安静，让孩子们继续想象。最后，敲钟。让孩子们保持眼睛紧闭，缓慢地伸展四肢，从一侧起身，进入坐姿，双手轻放在膝盖上，记住此时内心的感受。

时间：5~10分钟

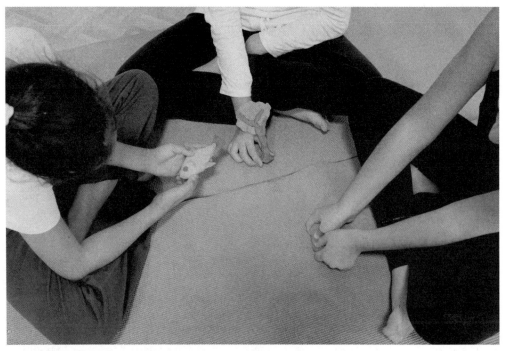

图3.20　整体与部分（黏土模型）

感恩：轻轻地敲钟或锣，让孩子们保持坐姿。引导孩子做合十手印，告诉孩子们该手印的名称（参考附录"瑜伽手印"）。闭上眼睛，保持安静，在内心感恩周围的一切人和物，以及在生活中的所爱之人（有许多要感恩的事，所以每节课都会有所不同）。接着，重复"namaste"。课程结束。

时间：5~10分钟

10. 健康饮食

教育要素：自由表达，用具体的方式实践抽象概念，自由活动，丰富语言，合作，学习优雅的瑜伽动作及关于营养的知识。

道具：每人一份空白的食物金字塔图；每人一支铅笔、蜡笔或者记号笔；小的空白卡片（确保每个孩子有18张卡片，其中绿色和黄色卡片各6张，红色卡片2张，蓝色卡片4张）；钟；彩色便笺纸；每个孩子一个展览板。

目的：敲钟，课程开始。让孩子们坐在瑜伽垫上，先展开讨论。课程至此，每个人都学会了很多瑜伽体式、呼吸技巧，以及使身体充满力量的方法。但与此同时，营养也是至关重要的。在瑜伽史上，练习瑜伽的人也十分注重饮食。它不仅影响身体发育和体内能量，对我们的心理健康和情绪稳定也有一定的影响。接着，可以聊聊健康食品。请几位小朋友说说，哪些食物可以让他们精力充沛。接着可以列举几种人类必需的食物（如水果、蔬菜、谷物、乳制品，以及富含蛋白质的鱼类、豆制品和肉类）。再问问孩子们，吃完垃圾食品后，他们是觉得精力充沛还是感觉全身懒洋洋的，让每个孩子都表达下对健康和非健康食品的看法，同时将看法记录在黑板或者纸上。

时间：**5~10分钟**

热身：首先，让孩子们从坐姿进入四角板凳式，然后开始猫式伸展。吸气，腹部向下沉，眼睛看向斜上方；呼气，先慢慢将腹部收回，背部向上拱起，腹部慢慢收紧。接着，开始串联体式（参考附录"串联体式6"）。

时间：**5~10分钟**

连接：松鼠储食。让孩子们想象自己是一只小松鼠，现在要收集食物，准备过冬。然后给每人发一张彩色便笺纸或卡片。每种颜色代表不同种类的食物（如蓝色代表乳制品，黄色代表谷物，绿色代表蔬菜和水果，红色代表肉类和蛋白质）。发完便笺纸后，开始准备挖洞。为了建造通往洞穴的隧道，他们必须建造一个"下犬式隧道"（之前的课程中有提到）。在教室的一侧设置一块展示板或一个容器用于放孩子们的便笺纸，而所有孩子站在教室的另一侧。第一个孩子跑到展示板或容器前，将便笺纸固定在展示板上或放入容器，然后做下犬式。身体要撑起来，保证有足够的空间让其他小伙伴从身下通过；接着，第二个孩子跑向展示板，途中要爬过第一个孩子建造的隧道，把便笺纸后放好后在第一个孩子的旁边（靠近起点的一边）做下犬式，这样隧道就延长了。每个孩子都参与后，他们便可以欣赏所拥有的营养均衡的冬眠食物。

时间：5~10分钟

活动：设计菜单。给每个孩子发18张卡片和铅笔（或者记号笔）。这些卡片代表人类每天需要摄入的食品种类及数量。每个孩子将获得绿色和黄色卡片各6张，代表蔬菜和谷物；红色卡片2张，代表肉类（蛋白质）；蓝色卡片4张，代表乳制品。然后，在卡片上画出该种类所包括的一种食物。收集每个人的卡片并将它们分散在教室内的各个地方。然后，孩子们要用18张卡片来设计一日三餐的菜单。先让孩子们随着音乐舞动，当音乐停止时，他们可以在教室里收集两张红色（蛋白质）卡片，放到自己的瑜伽垫上；音乐继续，再次跟着音乐动起来，当音乐停下时，这次收集4张蓝色（乳制品）卡片，放到瑜伽垫上；像这样继续下去，直到孩子们收集齐18张卡片。敲钟，让孩子们坐在瑜伽垫上，将卡片分成三份，分别对应一日三餐，注意营养均衡。设计好后，分组摆放在垫上。给孩子们几分钟时间完成分组，然后展开讨论。请每个孩子都谈论下自己设计的菜单，以及设计宗旨。

时间：大约15分钟

手工制作：给每个孩子发一份空白的食物金字塔图，上面足够贴下孩子手中的18张卡片（包含四类食物：水果蔬菜类，谷物类，肉类或其他富含蛋白质的食物，乳制品或豆制品）。孩子们要将手中所有的卡片贴在正确的位置，制成一张完美的食物金字塔海报。

时间：10~15分钟

冥想：敲钟，让孩子们躺在瑜伽垫上，进入摊尸式。调暗灯光，播放舒缓的音乐。所有孩子慢慢地平静下来，然后进入冥想。让孩子们先想象自己身体很轻松，很健康；然后说出几种生长在藤蔓上、树上或田野里的水果和蔬菜，让孩子们想象这些食物的模样；他们可以想象自己走到了玉米地，再往前是一片南瓜架，继续向前走，眼前出现了一个苹果园。让孩子在放松的同时，描述一些美妙的场景，让他们想象出来。结束想象之旅，保持一会儿安静，敲钟。让孩子双手抱膝，给自己一个拥抱，并在脑海中夸夸自己的表现。接着，起身进入坐姿，保持双眼紧闭，双手放在心脏处。

时间：5~10分钟

感恩：感恩生活中有种类如此之多的食物供我们果腹，感恩知识的力量，让我们学会摄入最佳食物，健康地成长。最后，双手合十，重复"namaste"，鞠躬，课程结束。

时间：5~10分钟

附录

手工制作

1. 制作日式小花园。用小纸箱盖作为花园底座，准备沙子、各种小岩石或贝壳，当作填料。可以将牙签折断并粘在一起制作成微型耙子（一种农具）。

2. 脚趾写字。准备任意尺寸的白纸和一些常规的记号笔，笔的尺寸要能够正好塞进孩子们的脚趾间。将纸贴在墙上，确保孩子的脚能够碰到墙面。

3. 倒着画画。将白纸贴在桌子底面，让孩子们躺在桌子下面，双腿抬起来与上身成90°。将颜料放在孩子们手边，他们可以用手或脚作画。

4. 制作莲花。用彩色黏土制作莲花的花瓣和荷叶；将黏土平分成几大块，发给孩子们。

5. 交际圈。画一个大大的圆，然后像靶子一样，中间是个小圆，周围画着一个个逐渐变大的圆。在中间的圆中写上自己的名字，接着，在最靠近它的圈内写上与自己关系最近的人，如家人、朋友；根据人物的重要性，将他们写在不同的圈内，越重要的人，写的位置越靠近中间。

6. 脊椎动物和无脊椎动物拼图。将这些动物画在卡纸上，剪成拼图的样子，然后让孩子们完成拼图。

7. 节日雪花。将银色、红色、白色、绿色的扭扭棒剪成不同长度，扭扭棒和扭扭棒交会的地方，拧一下，制成雪花。课前可以准备一些雪花作品作为参考。

8. 万圣节雕塑。准备一些橙色、黑色和白色的黏土，发给孩子们，让他们自己创造"可怕"的万圣节雕塑（如南瓜、巫婆或猫）。

9. 首字命名。让孩子们在纸上一排排写下自己的英文名，然后根据每列的字母，想出一个瑜伽体式，体式的首字母要和名字的首字母一致。

10.身体器官。准备一大卷纸，粗芯的荧光笔，在纸上描出身体轮廓。孩子们可以在轮廓上用不同颜色的荧光笔标识出不同器官、肌肉等的位置。

11.透视身体。让孩子们自己画出身体轮廓，或是准备一些身体轮廓的模板给他们。然后，让孩子们在上面画出身体内器官正在进行的活动。例如，大脑正在思考，胃在消化食物，空气通过肺等。

12.吸管作画。用塑料吸管，在吸管的底端蘸一些颜料，从另一端往吸管里吹气，就可以在纸上创造画作了。注意提醒孩子不要吸气！

13.迷你拼图。给每个孩子准备一个瑜伽体式小拼图。可以网购一些空白的拼图板，用记号笔画上体式。

14.制作瑜伽八支树。用棕色的黏土制作树干，绿色的黏土制作树叶。在课前就将黏土分好，上课时可直接发给孩子。

15.瑜伽大师。将扭扭棒剪成长度相同的两根，每个孩子发三根这样的扭扭棒，记得要留一些以备用。

16.心情手链。课前准备好绳子或链子，让孩子自己制作手链。用彩色珠子和拼音珠子，拼写描述自己心情的词语，如开心、平静、充满活力等。

17.心形项链。在课程前半段孩子们要相互交换爱心，在课程后半段将这些爱心串在链子上，还可以再添加一些彩珠。

18.信任的手工艺。孩子相互合作，将海绵、大米、线绳或棉球粘贴到卡纸上。

19.制作蝴蝶。将各种颜色的食用色素滴在无纺布上，绘制成蝴蝶的样子。

20.种植植物。埋下一颗种子，为其提供需要的养料，记录每次浇水的时间及其生长情况。

21.制作草药眼罩。用荞麦壳或决明子做填充物，再准备一些薰衣草干花做香料。

22.迷你骨架。用卡纸或黏土制作人体骨骼，然后连接起来，完成骨架的制作。卡纸连接处可以订起来，也可用胶水固定。

23.世界地图。转动地球仪，让孩子们用手指选择一个地方，做和这个地方名称首字母一样的瑜伽体式，并将体式画在地图上相应的位置。

24."地球和平"圣诞项链。孩子们可以用字母珠子拼写"peace"（和平）并串在项链上，还可以在项链上加一些其他圣诞色（红、绿、白等）的珠子。

25.曼陀罗。用颜色明亮的记号笔完成。

26.串联体式印章。多准备几个颜色的印台，每个上面都放置几个印章，这样孩子们可以分享使用，而不是全都用一个印台。

27.阴阳人。在人体图的正中间，从头到脚画一条直线，将人分成左右两个部分。

28.护照。在进行冻结舞蹈时，孩子们每到一个地方，就在护照上盖个章。

29.制作风车。用正方形的纸和坚固的吸管或铅笔制作。

30.多边形。将吸管一根根地连接起来，让孩子们说出某一个形状的名字（如五边形），然后继续添加吸管，连成其他形状。

31.动物的身体。在使用动物玩具学习瑜伽体式时，可以让他们做以哺乳动物、海洋生物、鸟、爬行动物和两栖动物命名的瑜伽体式。做动作时，说出动物各个身体部位的名称。

32.土地和水。如岛屿、湖泊、半岛、海角、海湾、群岛、海沟等的形成。通过表演的形式，孩子将扮演这些地形周围流动的水。

33.画出表情。准备一些人脸轮廓图，上面不要有五官，让孩子们将不同的表情画在人脸上。

34.搜索瑜伽词语。事先准备一些瑜伽词语（可以包括之前课堂上讲过的词语），然后印在纸上发给孩子们。

35.平衡人。在上关于如何平衡生活的课程时，可以制作一个平衡人，如站在枢轴上的木头人。

36.乌托邦之谜。让孩子们发挥想象，思考完美世界的形象，然后将想法画在纸板（即一张大型的布里斯托板）上。

双人瑜伽体式

1.章鱼式。一个孩子躺在地上，伸展四肢；另一个孩子躺在他或她身上，也伸展四肢，这样就形成了章鱼的八条腿。

2.肩部滑轮。两个孩子肩并肩站立，内侧的手握在一起，外侧的手臂慢慢地转动，就像是在画圈（紧靠耳边），这样可以拉伸肩部的肌肉。先向前画圈，之后向后画。接着，两个人换位，像之前那样，继续拉伸动作。

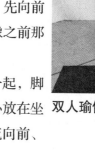

3.划船。两个人面对面坐，双手拉在一起，脚底相对。之后，一点点将脚抬起来，把重心放在坐骨上。保持平衡，开始划船——两个人轮流向前、向后移动。

双人瑜伽体式2：肩部滑轮

4.双人下犬式。第一个孩子先做下犬式，第二个孩子在他或她的面前做台式（用手和脚支撑），然后做下犬式的孩子将手或脚依次撑到做台式的孩子的背上，就像是做了凸起的下犬式。两人交换体式，再做一次。

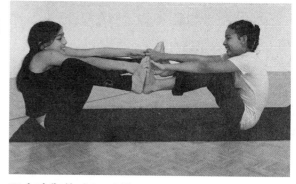

双人瑜伽体式3：划船

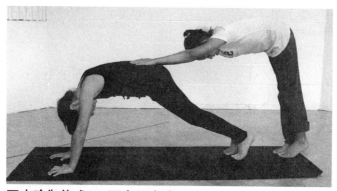

双人瑜伽体式4：双人下犬式

5.台式和幻椅式。一个孩子用手和膝盖支撑，做台式；另一个孩子做幻椅式，然后一点点地将膝盖收进"台子"下方。

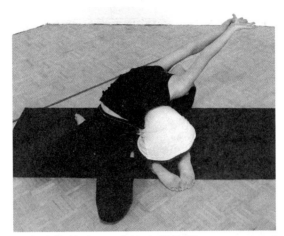

双人瑜伽体式6：岩石上的蜥蜴

6.岩石上的蜥蜴。一个孩子全身蜷缩在一起，扮演岩石；另一个孩子跪坐在岩石边，然后向后伸展背部，靠在岩石上，看向天空，手臂向上伸，就像是一只蜥蜴在岩石上晒太阳。

7.伦敦大桥。两个孩子面对面站立，保持一定距离。一个孩子抬起右腿，另一个孩子用左手握住其脚踝，抬起腿的孩子可以将右手扶在搭档的肩上来保持平衡；另一个孩子也像他或她一样，抬起右腿，保持平衡。这样就建成了伦敦大桥，当有货船要在桥下经过时，要抬高右腿，让其驶过。

8.扭转和伸展。两个人面对面盘腿坐，膝盖相对。将右手放在后背，互相握住左手。深吸一口气，呼气时，拉动手臂转体，眼睛看向搭档的右肩，重复几次。

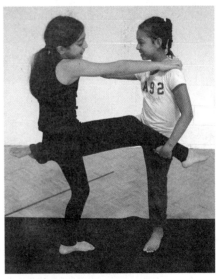

双人瑜伽体式7：伦敦大桥

9.双人树式。两个人并排站立，想象自己的一条腿慢慢地沉入地下，就像树根向下生长；感觉另一条腿越来越轻，慢慢抬起这条腿，然后可以将脚掌放在小腿上，甚至放在大腿内侧（不要放在膝盖上）。可以扶着伙伴的手臂来保持平衡，然后像树一样，迎着风，左右摇摆。

10.热熔浆。两个人背对背坐着，手臂贴在一起。想象自己是火山底部，现在火山爆发，他们要像熔浆从火山口喷涌而出那样，相互背靠着对方，一同慢慢地站起来。

11.箱式。一个孩子躺在地上，双腿抬起，脚底放平；另一个孩子将腹部放在其脚掌上，然后伸手，两人的手撑在一起。保持平衡后，躺在地上的孩子将搭档抬离地面，在上面的孩子感觉自己像在坐飞机一样。然后，两个人要变成一个四边形，上面的孩子低头，把腿放低，即可完成形状。两个人孩子可以交换位置，再来一次。

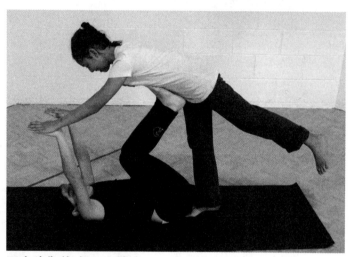

双人瑜伽体式11：箱式

12.拉太妃糖式。两个人面对面站好，互相握住对方的右手腕；后退2~3步，膝盖微屈，身体下蹲，蹲到大腿与地板平行；右侧臀部向后坐，拉伸右侧身体。两个人轮流拉动对方的手，身体自然而然地会前后移动，进行拉伸，让孩子想象自己正在制作太妃糖。然后握住左手，换一侧拉伸。这是一个有效的体侧拉伸动作。

瑜伽体式

海洋生物

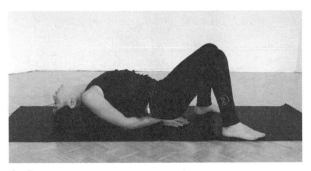

鱼式

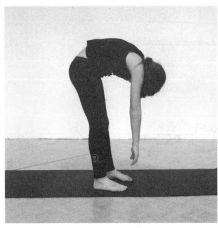

章鱼式

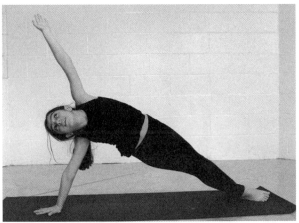

人鱼式（简易侧板式）

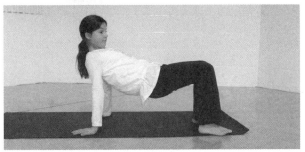

蟹式（简易反台式）

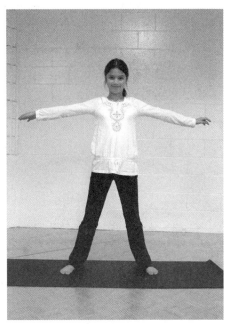

海星式

鸟类

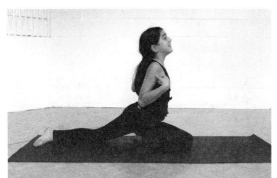

简易鸽式

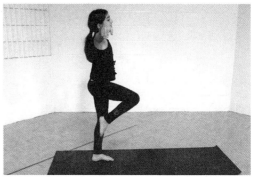

鹳式

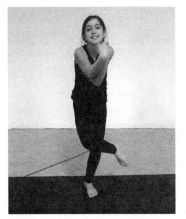

鹰式

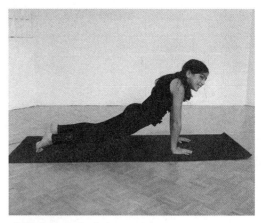

孔雀式（上犬式）

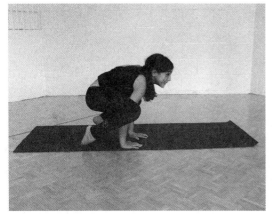

鸦式（起重机式）

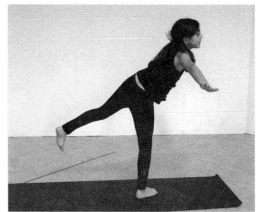

鹤式

哺乳动物类

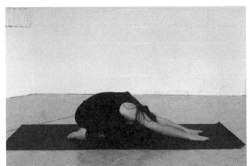

婴儿式

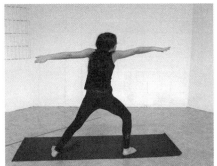

战士式

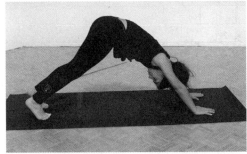

下犬式

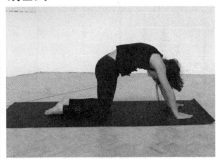

猫式

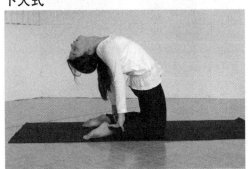

骆驼式

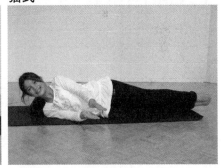

海豹式

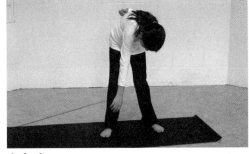

大象式

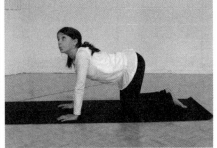

牛式

两栖类及爬行类

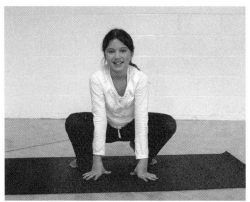

蛙式或蛤蟆式

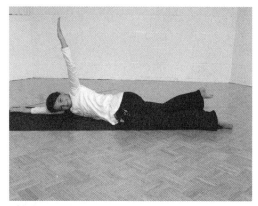

鳄鱼式

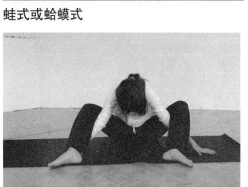

卧龟式

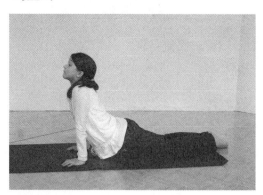

眼镜蛇式

昆虫类

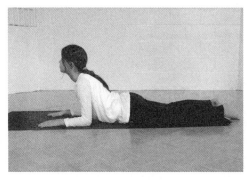

蝗虫式

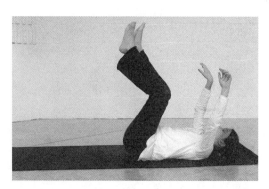

死虫动作

植物类

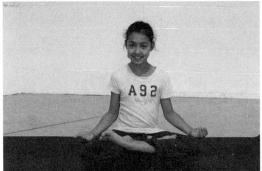

莲花坐

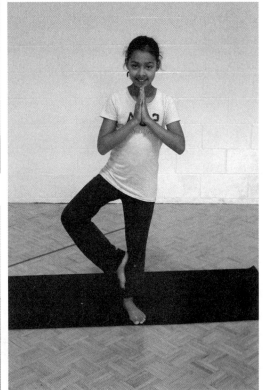

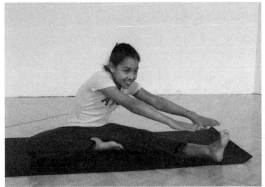

捕蝇草

树式

特别类

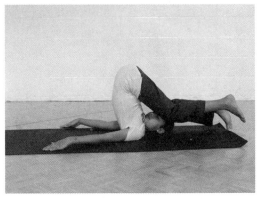

犁式

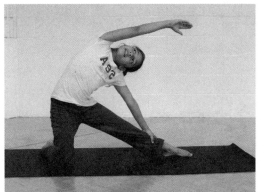

门闩式

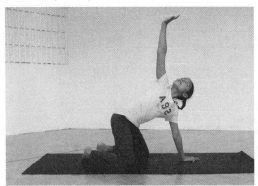

针线式

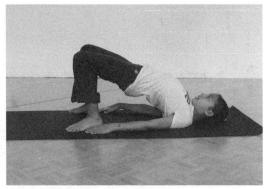

桥式

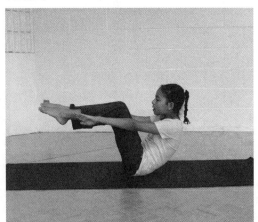

船式

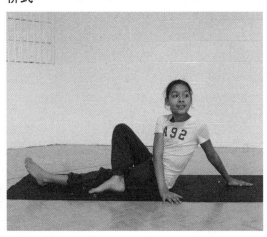

帆船式

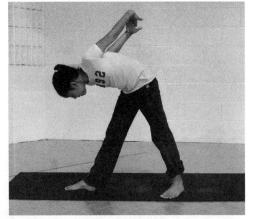

金字塔式

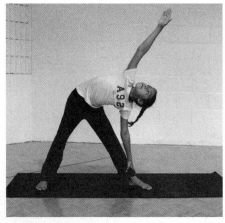

三角伸展式

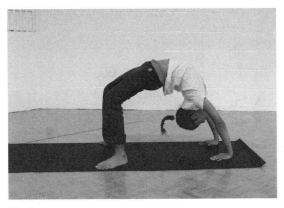

轮式

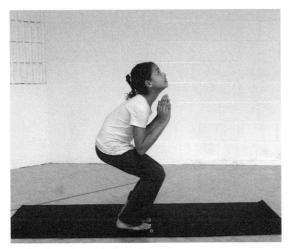

幻椅式

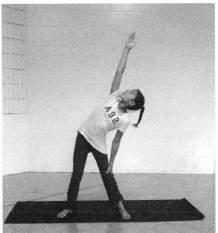

木马式

新月式

瑜伽手印

瑜伽手印就是练习瑜伽时通过手指的变化，做出不同的手势，是手部的瑜伽。据说，在练习时，这些手印能够封住并且掌控我们体内的能量。在这个课程中，不仅要向孩子们介绍关于手印有趣好玩的知识，同时也要让孩子们通过练习手印达到一种更放松、更平和的状态。这样，他们能够静下心来，投入到课程中，达到更好的学习效果。手印是个有趣的练习，孩子们会喜欢这个手部瑜伽的。以下是在课程中运用的几个手印。

合十手印：双手合十，掌心相对，像祈祷一样。告诉孩子们，这个手印代表尊重他人，能让我们内心平和。

OK手印：双手拇指、食指轻轻相扣。告诉孩子们，这个手印能让我们感觉身体舒适，使我们的思维更敏锐，帮助我们思考。

大地手印：拇指和无名指相扣，其余手指自然平伸。告诉孩子们，这个手印能帮助他们保持耐心、负有责任心。

水手印：拇指和小指相扣，其余手指自然平伸，看上去就像一条瀑布落入池中。告诉孩子们，这个手印能保证我们体内的水分平衡地流动。

高楼手印：拇指和中指相扣，看上去向一座房子高高的屋顶。告诉孩子们，这个手印能帮助他们身体的关节和肌肉活动自如。

水塘手印：双手放在身前，掌心向上，一只手托着另一只手，像一个水塘。告诉孩子们，他们看向这个水塘时，所有负面情绪会像细流一样，全都流走，沉于池底，风轻轻一吹，就消失殆尽了。

大象神手印：左手手掌向下（拇指朝下），放于胸前，弯曲手指；右手手掌向上（拇指朝上），手指与左手手指相扣，感觉有股抓地的力量。这个手印能够帮助孩子们在需要时集中精力。

金星手印：一手放在另一手上。告诉孩子们，金星是爱的女神，当两手手指相互连在一起时，它们就像是爱着彼此。这个手印能帮助我们感到内心的爱意和温暖。

串联体式

串联体式1：山式 – 新月式（左侧）– 山式 – 新月式（右侧）– 海星式 – 火烈鸟（一条腿）– 下犬式 – 火烈鸟（另一条腿）– 下犬式 – 蝾螈式 – 皮艇式 – 鳄鱼式 – 四角板凳式 – 猫式 – 牛式 – 猫式 – 牛式 – 乌鸦式 – 莲花坐式。

串联体式2：蝴蝶式 – 捕蝇草式 – 轮式 – 仰卧式 – 坐姿 – 四角板凳式 – 下犬式 – 美人鱼式（一侧）– 下犬式 – 美人鱼式（另一侧）– 蝾螈式 – 下犬式 – 战士式（左腿弓）–蚊子式 – 下犬式 – 战士式（右腿弓）– 蚊子式 – 下犬式– 坐姿 – 蜷缩 –死虫动作。

串联体式3：山式 – 水母式 – 大象式 – 山式 – 三角伸展式（右腿）– 山式 – 三角伸展式（左腿）– 山式 – 女神式 – 下犬式 – 弓步（左腿）– 下犬式 – 弓步（右腿）– 下犬式 – 蝾螈式 – 四角板凳式 – 猫式 – 牛式 – 猫式 – 牛式 – 婴儿式。

串联体式4：仰卧式 – 桥式 – 仰卧式 – 盘腿坐 – 蝴蝶式 – 骆驼式– 门闩式（压左腿）– 骆驼式 – 门闩式（压右腿）– 下犬式 – 山式 – 水母式 – 战士式（右腿弓）–山式 – 战士式（左腿弓）– 高山式 – 树式（一条腿）– 山式 – 树式（另一条腿）– 下犬式 – 蝾螈式。

串联体式5：婴儿式 – 四角板凳式 – 猫式 – 牛式 – 猫式 – 牛式 – 下犬式 – 抬一条腿 –鸽式（一侧）– 下犬式 – 抬另外一条腿 – 鸽式（另一侧）– 下犬式 – 山式 – 战士式（左腿弓）– 山式 – 战士式（右腿弓）– 下犬式 – 蛙式 – 坐姿 – 莲花坐式 – 乌龟式 –肩倒立式 – 犁式 – 蜷缩 – 仰卧式。

串联体式6：坐姿 – 左右旋转颈椎 – 食指揉太阳穴 – 揉脸颊 – 摆动耳朵 – 鹰式手臂 – 向前弯曲 – 起来 – 反方向鹰式手臂 – 向前弯曲 – 双手举向天空 – 双手放下来 –船式 – 帆船式（一条腿）– 帆船式（另一条腿）– 乌龟式 – 下犬式 – 山式 – 鹰式（一条腿）–山式 – 鹰式（另一条腿）– 山式 – 下犬式 – 双腿向后，下半身下沉 – 眼镜蛇式 – 木马式 – 婴儿式。

呼吸练习

1. 兔子呼吸：用嘴巴深吸一口气，然后闭着嘴，通过鼻子快速短促地吸三次气，再像兔子一样皱起鼻子。用嘴深呼出气，再用鼻子快速吸入三次。重复以上动作。

2. 霍伯曼球呼吸：闭着嘴，把霍伯曼球体举到胸前。吸气时，打开球体，同时扩展自己的腹部和胸部，模拟球的运动。呼气时，用手合上球体，关注从身体中排出空气。重复以上动作。

3. 左右鼻孔交替呼吸：右手放在鼻子前，大口吸气，呼气时用右手拇指遮住右鼻孔。暂停，然后通过左鼻孔吸气。暂停，然后用右手无名指覆盖左鼻孔，然后深深呼气。重复此过程几次。

4. 放置物体的腹式呼吸：仰卧，在肚子上平稳地放上毛绒动物玩具。当你从鼻子深吸气时，观察你的腹部如何上升和被填满，并同时让玩具上升的。然后观察在呼气时玩具如何平稳地降落。这项运动甚至需要做呼吸练习并集中注意力才能使玩具不掉下来。

5. 管状呼吸：用嘴深深呼气，然后伸出舌头，卷曲成吸管状。用嘴充分吸气，就像用吸管吸空气一样。闭上嘴，通过鼻子呼气。重复以上动作。

6. 蜜蜂式呼吸：这种呼吸使人们意识到每次呼气时产生的振动声。通过鼻子深深吸气，然后嘴巴微微张开，呼气，同时用舌头发出嗡嗡声，就像蜜蜂的声音。通过鼻子吸气并重复。

7. 火山呼吸：把身体降低成蹲姿，双手合拢放在自己心脏的位置。通过鼻子深吸一口气，想象你体内的熔岩上升到你的头顶，准备喷发。当你吸气的时候，身体逐步上升到一个站立的体式。用嘴呼气，同时把你的手臂举向天空，就像火山在喷发一样。然后身体降低成蹲姿，重复几次。这个呼吸可以很好地释放精力和能量。

8. 风吹水面式呼吸：盘腿而坐，双手合拢放在胸前。掌心向上，一只手放在另外一只手上，形成一个水勺的形状。这是你想象中的池塘。开始思考你可能想到的任何负面想法，或烦恼和焦虑。把这些记在你的脑子里，再用鼻子吸气，然后用嘴用力地呼气到你的小池塘里。想象一下，你脑海中所有的消极想法都被吹到小池塘里了。重复以上动作。

9. 给予式呼吸：盘腿而坐，双手手掌放在膝盖上，手背朝上。用鼻子吸气，同时把右手举向天空掌心向上。呼气，将手掌放在胸前，即心脏处。再次吸气时，想象你正在用心中所有的美德填满你的手掌，屏住呼吸，然后伸出你的手臂使之离开你的胸膛，这个动作代表你在向世界传递美德。然后呼气，并慢慢地放下手臂，手掌继续放在膝盖上。左手重复同样的动作。

10.感受天空的呼吸：站立，双腿分开与肩同宽。用鼻子深吸气时，右手向天空伸展，如同要抓住它似的。用嘴呼气时，将右手放到胸前。左手重复同样的动作。这是一种充满活力的呼吸。

11.OM呼吸法：坐姿，闭上眼睛，把注意力完全放到呼吸的声音上。用鼻子吸气，然后通过嘴巴开始长时间地呼气，同时说："OM。"停下来，享受寂静。然后再通过鼻子吸气，重复以上动作至少三次。这种呼吸对于清理思绪和将注意力集中到内心来说是极好的。

12.颈部旋转同步呼吸：坐姿，充分放松你的手臂和肩膀。闭上眼睛。用鼻子吸气，呼气时，头倒向右肩，再次吸气时，头慢慢地向左移动，倒向左肩。暂停一下。再次呼气时，头再慢慢地倒向右肩。重复以上动作。注意每一次的呼吸是如何与动作同步的。

13.增强式呼吸：在地板上摆出婴儿式。用鼻子吸气和呼气。吸气时，稍微抬起头，然后呼气。再次吸气时，抬起肩膀，双手撑地，然后呼气。下一次吸气时，形成跪姿，脊背挺直，然后呼气。再下一次吸气时，将一只脚踩放在地板上，然后呼气。最后一次吸气时，另一只脚也踩放在地板上，站立起来。继续这样做，把每一次呼吸同步到一个动作上，直到双臂像一棵大树一样伸向天空，就像你从婴儿到完全长大。

14.喉式呼吸：坐姿，闭嘴，完全通过鼻子呼气。把舌头放在口腔的上腭，试着收紧喉咙。这样可以让你听到呼吸的声音。通过鼻子深呼吸，通过鼻子呼气时，听听喉咙里的呼吸声。你会发现，这听起来像海洋上的波浪。这样的呼吸是在嘴巴紧闭的情况下完成的。

15.倒计时呼吸：坐好。用嘴深深呼气，把一只手臂举到面前，握紧拳头。用鼻子吸气，从拳头上伸出一根手指。重复五次这样的呼吸，直到你的拳头完全张开。如果需要，可以用另一只手臂重复这个动作。这项练习有助于在一次激烈的活动后使大家重新集中注意力。

作者简介

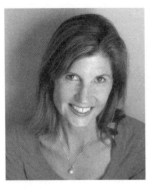

阿德里安娜·罗林森　毕业于安大略省金斯顿市的女王大学，是一位拥有蒙台梭利证书的教师和注册瑜伽教师。她曾在多伦多跟莫琳·雷学习瑜伽，后来又在芝加哥拜埃里克·希夫曼为师。为了能够把瑜伽这份礼物分享给孩子们，罗林森把瑜伽和蒙台梭利教学方法结合起来，为她所在地区的孩子们开设课后和周末的学习课程。目前罗林森在安大略省奥克维尔教授蒙台梭利和瑜伽。

主译简介

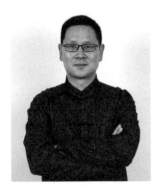

王会儒　博士，教授，上海交通大学体育系副主任，中国体育科学学会武术与民族传统体育分会委员，上海市体育科学学会运动康复分会委员，上海市精品课程"瑜伽"负责人。研究方向：民族传统体育与健康促进。以第一作者或通信作者发表SCI论文5篇、中文核心期刊论文7篇、国际会议论文6篇；出版学术专著1种、教材1种、科普著作2种，主持翻译著作5种；承担国家及省部级课题多项。

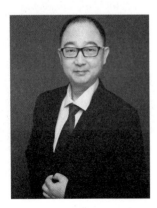

赵勇　上海交通大学外国语学院副教授，翻译硕士研究生导师。2006年博士毕业于上海交通大学外国语言学与应用语言学专业，主要从事应用语言学和翻译方向研究。目前发表论文10余篇，出版学术专著1本，主编"十二五国家规划教材"《新视野大学英语（3）》（第3版）。参与国家社科基金项目2项，作为第三完成人获得河南省科学技术成果二等奖，作为第四完成人获得上海市哲学社会科学优秀成果奖（2016—2017）学科学术奖论文类二等奖。